中医体质学说十论

盛增秀
庄爱文 编著

中国中医药出版社

·北京·

图书在版编目（CIP）数据

中医体质学说十论/盛增秀，庄爱文编著.—北京：中国中医药出版社，2015.12（2020.9重印）

ISBN 978 - 7 - 5132 - 2936 - 4

Ⅰ.①中… Ⅱ.①盛… ②庄… Ⅲ.①中医学－体质学－研究 Ⅳ.①R2 ②Q983

中国版本图书馆 CIP 数据核字（2015）第 273043 号

中 国 中 医 药 出 版 社 出 版
北京经济技术开发区科创十三街 31 号院二区 8 号楼
邮政编码 100176
传真 010 64405750
保定市中画美凯印刷有限公司印刷
各地新华书店经销

*

开本 880×1230 1/32 印张 3.75 字数 75 千字
2015 年 12 月第 1 版 2020 年 9 月第 2 次印刷
书 号 ISBN 978 - 7 - 5132 - 2936 - 4

*

定价 15.00 元
网址 www.cptcm.com

著 者 简 介

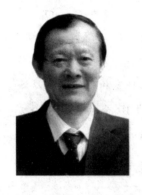

　　盛增秀（1940—），男，浙江省中医药研究院资深研究员、享受国务院政府特殊津贴专家、国家中医药管理局中医文献学重点学科学术带头人、中华中医药学会体质分会顾问。从事中医临床和科研工作五十余年，积累了丰富的实践经验，对中医基础理论和中医文献整理研究用力最劲，成绩显著，曾编著出版了专著38部，获省部级科技成果奖十余项次，厅局级科技成果奖二十余项次。国家中医药管理局已批准建立盛增秀全国名老中医药专家传承工作室。

编 者 简 介

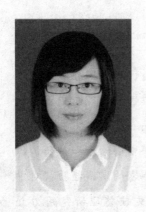

　　庄爱文（1980—），女，医学博士，毕业于浙江中医药大学，为盛增秀全国名老中医药专家传承工作室核心成员。从事中医临床和科研工作10余年，发表论文20余篇，参编著作6部。

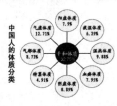

国家级名中医盛增秀：
知道自己是哪种体质，才能更好地养生

记者 余敏 通讯员 应晓燕/文 李忠/摄

国家级名中医盛增秀，今年75岁。但鹤板提起，脸色红润，堪称"帅气"。

现在很流行的"中医体质学说"，就是他和老同学国医大师王琦教授一起，率先在国内提倡建立的。

盛老认为，知道自己是什么体质，有利于采取适当的养生保健方法，提高养生保健的质量，还可以增强预防和治疗疾病的效果，并能促进生命科学的发展。

中国人的体质分类

气虚体质 12.71%　阳虚体质 7.9%　瘀血体质 6.29%

气郁体质 8.73%　平和体质 32.75%　湿热体质 9.88%

特禀体质 4.91%　阴虚体质 8.89%　血瘀体质 7.95%

盛老是研究中医体质的，他说自己是阴虚体质，每年冬天会吃"三才汤"的方子来基础、滋补调补。

"三才汤"是由天冬、地黄和人参三味药组成，分别代表天、地、人，如果是一天冷的话，一般间服为天冬9克、地黄12克、人参3克。每年大家来找盛老

夏天，喝点"三豆饮"

每晚10点，盛老都会准时睡觉，早上6点起床，每天睡足8个小时。"中午不睡，下午崩溃"，每天中午，他还要睡眠1个小时，恢复体力。

"睡眠太少也不好，睡觉时血液循环会变慢，老年人容易出现脑梗血不足。"他说。

饮食方面，他以素为主，高蛋白的东西吃得少。下面，遇热时的东吃。他推荐，夏天已到，可以喝点绿豆、赤豆汤稀绿豆粥。另外，还可以自制"三豆饮"，把绿豆、赤小豆等煮，把汤过滤出来当饮料喝（渣也可以吃的），可以健脾胃、解暑毒、利湿热。

阴虚质，进补选"三才汤"

开育方，可对身体虚弱的人，也经常以这方为主。开根据不同体质，再适当配其他的服。

关于养生，包想了想，老尹翻出为这几点：慎起居、节饮食、适寒温、勿过劳、治情志、多动脑、勤锻炼，称之为"养生二十一字诀"。

明确体质，才能更好养生

如今，盛增秀主编和参与编著出版的专著已有40余种。

其中最重一提的是，早在20世纪70年代中期，他就和王琦教授合作开展中医体质古代文献的整理研究，率先推出创建建中医体质学说，出版了《中医体质学说》《中医体质学入门》（日译本）等专著。现今，国内外有关中医体质学说的研究已广泛开展，得到了很大临用，并已在推广应用。

中医认为，根据人体生活、心理及发病倾向等特征，可分为9种体质，即气虚、阳虚、阴虚、痰湿、湿热、瘀血、血瘀、特禀质以及平和质。其中，平和质是健康的象征，其他8种都为偏颇体质。

体质的形成，主要与遗传、生活习惯、营养、精神、地域、气候等多方面因素有关，是相对稳定的，但又不是不能变的，偏颇体质可以转为平和质，平和质也可以转为偏颇体质。

"解放初期，很多北方干面的人，受南方气候、饮食的影响，不少人就从平和质的为湿热质、痰湿质，等过了环境后，又有可能恢复为平和质。"盛老说。

体质是可以互相转换

鄂医质和养生有什么关系？盛老说，只有知道自己是什么体质，才能采取取向己的养生方法，提高养生质量。例如阴虚质体质的人就不能多吃桂圆肉或者等温热之品。阳虚质的人就多吃石斛和龟繁丸等温阴药物。

到"盛增秀全国名老中医药专家传承工作室"做"体体体基测定的人，首先会被要求先填一份健康测查问卷，身里的内容种类较多，例如：您手脚发凉吗？您会感到脘腹胀？您容易精神紧张、焦虑不安吗？其次，盛老会给你"望、闻、问、切"最后，对你的体质做出综合性判断，给出养生指导。

盛增秀：全国名老中医，点中国率先倡建立"中医体质学说"。工作单位浙江省立同德医院，现为国家中医药管理局中医文献学重点学科学术带头人，中华中医药学会体质分会副主任委员、浙江省中医药研究院研究员、研究班名学。2014国家中医药管理局批复设立"盛增秀全国名老中医药专家传承工作室"。

关注"养生道"一起来养生

您可以这样关注我们：
1 扫描者道二维码
2 查找微信公众号"hbjkgzs"

您将有机会：
1 与养生大咖面对面
2 获得精选过滤的养生知识
3 获得不定期送出的养生礼品

"养生道"栏目由浙江省医学会和本报联合主办

全国名老中医盛增秀接受媒体有关体质学说的采访

（原载《杭州日报》）

内 容 提 要

　　《中医体质学说十论》收选了作者对中医体质理论研究与临床研究论文 10 篇。盛增秀为全国著名的名老中医专家，国家中医药管理局中医文献学重点学科学术带头人、中华中医药学会体质分会顾问，从事中医临床研究与科研工作 50 余年，对中医体质学说研究颇有心得。书中上溯《黄帝内经》体质之源，对中医体质形成、体质与疾病相关理论、体质与脉、体质转化、体质与临床、体质与养生防病等进行了深入阐发，并对中医体质学说发展进行了探讨和展望。全书对中医体质文献梳理的同时，结合自己长期临床实践典型案例，论述了中医体质构成特点、可变可调、体病相关等，对指导疾病的预防、诊治、康复与养生颇有参考价值。

前　言

　　中医体质学说是中医学基础理论的重要组成部分，也是辨证论治与辨体论治的重要依据。成书于两千多年前的《黄帝内经》中，对体质成因、体质生理、体质病理、体质分类、体质与辨证、体质与治疗、体质与养生保健等有着丰富的论述，开创了体质研究的先河。历代医家在《内经》的基础上有很大发挥，特别是近三十多年来，在广大中医、中西医结合从业者的共同努力下，中医体质学说的理论和实践有了长足的进步和发展，逐步形成了一套较为完整、特色鲜明和颇具实用的中医体质学说理论体系。本人于20世纪70年代始，就与老同学王琦共同开展中医体质古代文献的整理研究，并明确提出倡建中医体质学说的建议。在这漫长岁月中，尽管任务繁多，但从未中断过对体质学说的研究，并取得了较大的成绩。如今，我已年逾古稀，觉得有必要对既往的研究经验和成果作一次整理和总结，并在"**盛增秀全国名老中医药专家传承工作室**"庄爱文博士的协助下，完成了本书的编写。本着"少而精"的原则，全书入编论文计10篇，均是本人潜心研究的结晶，大多是体质学说中的关键性问题，曾在有关学术会议上作报告，其中多篇获中华中医药学会体质学术年会优秀论文1~2等奖，因此有较高的学术价值和应用价值。

　　需要说明的是，本书所收载论文虽各自成篇，但互有关联，未可截然分割。部分内容，如体质形成因素及其防治对策，个别典型案例等，虽有交错重复现象，但论述的角度各有不同，为保持论文的完整性，不便删节。为精减文字，参考文献的出处一般从略，请读者见谅，并向原文献作者表示谢意。

限于水平，书中难免存在缺点和不足之处，敬请同道批评指正。

盛增秀

2015 年 5 月 28 日写于浙江省中医药研究院

目　　录

论《内经》是体质分类的学术渊源

成书于两千多年前的中医经典著作《黄帝内经》，以阴阳五行、整体观和藏象等为理论基础，对人体的体质作了若干分类，主要有阴阳五行分类、体型肥瘦及年龄壮幼分类、性格刚柔勇怯分类、形志苦乐分类等，堪称是体质分类的学术渊源，对后世体质辨识及"因人制宜"的个体化治疗产生了深远影响。

一、阴阳五行分类

1. 阴阳二十五人

《灵枢·阴阳二十五人》篇运用阴阳五行学说，结合人体肤色、体形、禀性、态度以及对自然界变化的适应能力等方面特征，归纳总结出木、火、土、金、水五种不同的体质类型。然后又根据五音太少、阴阳属性以及手足三阳经的左右上下，气血多少之差异，将上述每一类型再推演为五类，即五五二十五种体质类型。该篇还在分型的基础上，进一步论述了不同类型的体质在生理、病理上的特异性。

（1）木形之人特征与类型

木形之人，可与五音中的上角比类，好像生活在东方地区的人民。他们的体型特征：肤现苍色，头小，面长，两肩广阔，背部挺直，身体小弱，手足灵活，并有才能，非常劳心，体力不强，多忧虑，作事勤劳。这种人对于时令的适应，大多能耐于春夏，不能耐于秋冬，感受秋冬寒冷之气的侵袭，就容易生病。这一类型在五音中称为上角的人（按：角，是五音之一。古时以角、徵、宫、商、羽为五种音阶，表示音调的清浊高低，它的变化很多，例如，在角音之中，有正、偏和太、少的区别，可分为上角、大角、右角、钛角、判角等名称。但总的说来，五音可代表五行，角即木，徵即火，宫即土，商即金，羽即水。所以把木形类型的人比于上角，而其他属木形的四型人，则分别比类于大角、左角、钛角、判角，以说明五行之中，每一行也和音调变化多端一样，可以根据禀赋的不同，而为五五二十五种类型的人），属于足厥阴肝经，他们的态度一般都是雍容自得的。

木形又可以从左右上下分为四类。左之上方，在木音中，称大角一类的人，属于左侧的足少阳胆经，并在上部显现出足少阳型的生理特征。他们的作风一般是甘于退让而不争先的。

右之下方，在木音中，称左角一类的人，属于右侧的足少阳胆经，并在下部显现出足少阳型的生理特征，他们的作为一般都是柔顺随和的。

右之上方，在木音中，称钛角一类的人，属于右侧的足少阳胆经，并且在上部显现出足少阳型的生理特征。他们的思想作风，一般都是进取的。

左之下方，在木音中，称判角一类的人，属于左侧的足少阳胆经，并在下部显现出足少阳型的生理特征，他们的行为一般都是方正的。

总之，对木形之人，是以自然界树木的色泽、形态、特性和荣枯变化来比拟其特征的。在此基础上，又依据所禀木气之偏胜，气血之多少，所属经脉的阴阳属性，上下左右再统分为五类。

（2）火形之人特征与类型

火形之人，可与五音中的上徵比类，象南方地区的人民。他们的体型特征：皮肤赤色，脊背肌肉宽厚，脸形瘦尖，头小，肩背髀腹匀称，手足小，步履稳重，对事物的理解敏捷，走路时肩背摇动，背部肌肉丰满。其性格多气，轻财，缺乏信心，多虑，认识事物清楚，爱好漂亮，性情急，往往不能享有高龄而突然死亡。这种人对于时令的适应能力，大多能耐于春夏，不能耐于秋冬，感受秋冬寒冷之气的侵袭，就易于生病。这一类型属于手少阴心经，他们的态度一般是真诚朴实的。

火形又可从左右上下分为四类。左之上方在火音中称质徵一类的人，属于左侧的手太阳小肠经，并在上部显现出手太阳型的生理特征。他们的言行一般多浮躁，见识肤浅。

右之下方，在火音中称少徵一类的人，属于右侧的手太阳小肠经，并在下部显现出手太阳型的生理特征。他们一般多表现为乐观而充满喜悦的神态。

右之上方，在火音中称右徵一类的人，属于右侧的手太阳小肠经，并在上部显现出手太阳型的生理特征。他们的性情多活跃，不甘落后于人。

左之下方，在火音中称质判一类的人，属于左侧的手太阳小肠经，并在下部显现出手太阳型的生理特征。他们善于排解烦恼，而显得轻松愉快，怡然自得。

（3）土形之人特征与类型

土形之人，可比类为五音中的上宫，好像中央地区的人民。他们的体形特征：皮肤黄色，面圆，头大、肩背丰厚，腹大，大腿到足胫部都生得壮实，手足不大，肌肉丰满，全身上下都很匀称，步履稳重，举足轻。他们内心安定，助人为乐，不喜依附权势，而爱结交人，这种人对于时令的适应，大多能耐于秋冬，不能耐于春夏，感受春夏温热之气的侵袭，就易生病。这一类在五音中称为上宫的人，属于足太阴脾经，他们的态度一般都是诚恳忠厚的。

土形又可从左右上下分为四类。左之上方，在土音中称大宫一类的人，属于左侧的足阳明胃经，并在上部显现出足阳明型的生理特征。他们的态度一般是婉转和顺的。

左之下方，在土音中称加宫一类的人，属于左侧的足阳明胃经，并在下部显现出足阳明型的生理特征。他们的态度一般都是端庄持重的。

右之上方，在土音中称少宫一类的人，属于右侧的足阳明胃经，并在上部显现出足阳明型的生理特征，他们的言行作风，一般都是圆润婉转的。

右之下方，土音中称左宫一类的人，属于右侧的足阳明胃经，并在下部显现出足阳明型的生理特征。他们一般是不畏艰苦，专心勤奋的。

（4）金形之人特征与类型

金形之人，可与五音中的上商比类，好像西方地区的人民，他们的形体特征：面方，皮肤白色，头小，肩背小，腹小，手足小，足跟坚厚大，好像有小骨生在外面一样，骨轻。为人清白廉洁，性情急躁刚强，办事严肃果断利索。这种人对时令的适应能力，大多能耐于秋冬，不能耐于春夏，感受春夏温热之气的侵袭，就易于生病。这一类在五音中称为上商的人，属于手太阴肺经，他们的态度一般都是坚定不屈的。

金形又可从左右上下分为四类。左之上方，在金音中称钛商一类的人，属于左侧的手阳明大肠经，并在上部显现出手阳明型的生理特征。他们一般是洁身自好，廉洁奉公的。

左之下方，在金音中称右商一类的人，属于左侧的手阳明大肠经，并在下部显现出手阳明型的生理特征。他们一般都是潇洒自如而没有牵挂的。

右之上方，在金音中称左商一类的人，属于右侧的手阳明大肠经，并在上部显现出阳明经的生理特征。他们一般都能善于考察，明辨是非。

右之下方，在金音中称少商一类的人，属于右侧的手阳明大肠经，并在下部显现出手阳明型的生理特征。他们一般都是严肃庄重的。

（5）水形之人特征与类型

水形之人，可与五音中的上羽类比，好像北方地区的人民，他们的体形特征：皮肤黑色，面部不光整，头大，颊腮清瘦，两肩狭小，腹大，手足好动，行路时身摇，尻骨和脊背很长。他们的禀性无所畏惧，善于欺骗人，以致常因杀戮致死。这种人对于时令的适应能力，大多能耐于秋冬，不能耐于春夏，感受春夏温热之气的侵袭，就易于生病。这一类在五音中称为上羽的人，属于足少阴肾经。他们的个性一般多不廉洁。

水形又可从左右上下分为四类。右之上方，在水形中称大羽一类的人，可比类于右侧的足太阳膀胱经，并在上部显现出足太阳型的生理特征。他们一般多面有得意之色。

左之下方，在水音中称少羽一类的人，属于左侧的足太阳膀胱经，并在下部显现出足太阳型的生理特征。他们一般多纤曲而善于周旋。

右之下方，在水音中称众羽一类的人，属于右侧的足太阳膀胱经，并在下部显现出足太阳型的生理特征。他们一般是洁廉不贪的。

左之上方，在水音中称桎羽一类的人，属于左侧的足太阳膀胱经，并在上部显现出足太阳型的生理特征。他们一般多若无其事，安然自处。兹就阴阳二十五人的分类列表如下（表1）。

表1　阴阳二十五人分类

| 类型 | 禀赋特点 | | | | | 五音分类 | | |
	地区	肤色	体形	禀性	时令适应能力	五音	阴阳上下属性	态度
木形	东方地区的人	苍色	小头、长面、大肩、背直、身小、手足好	有才、劳心、少力、多忧、劳于事	能春夏，不能秋冬	上角	足厥阴	佗佗然
						大角	左足少阳之上	遗遗然
						钛角	右足少阳之上	推推然
						左角	右足少阳之下	随随然
						判角	左足少阳之下	栝栝然

类型	禀赋特点				五音分类		
	地区	肤色	体形	禀性	时令适应能力	五音	阴阳上下属性	态度

类型	地区	肤色	体形	禀性	时令适应能力	五音	阴阳上下属性	态度
火形	南方地区的人	赤色	广䏚、锐面、小头、好肩背髀腹、小手足、行安地、疾心、行摇、肩背肉满	有气、轻财、少信、多虑、见事明、好颜、急心	能春夏，不能秋冬	上徵	手少阴	核核然
						质徵	左手太阳之上	肌肌然
						右徵	右手太阳之上	鲛鲛然
						少徵	右手太阳之下	慆慆然
						质判	左手太阳之下	支支颐颐然
土形	中央地区的人	黄色	圆面、大头、美肩背、大腹、美股胫、小手足、多肉、上下相称、行安地、举足浮	安心、好利人、不喜权势、善附人也	能秋冬，不能春夏	上宫	足太阴	敦敦然
						大宫	左足阳明之上	婉婉然
						少宫	右足阳明之上	枢枢然
						左宫	右足阳明之下	兀兀然
						加宫	左足阳明之下	坎坎然
金形	西方地区的人	白色	方面、小头、小肩背、小腹、小手足、如骨发踵外、骨轻	身清廉、急心、静悍、善为吏	能秋冬，不能春夏	上商	手太阴	敦敦然
						钛商	左手阳明之上	廉廉然
						左商	右手阳明之上	监监然
						少商	右手阳明之下	严严然
						右商	左手阳明之下	脱脱然

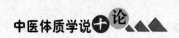
类型	禀赋特点					五音分类		
	地区	肤色	体形	禀性	时令适应能力	五音	阴阳上下属性	态度
水形	北方地区的人	黑色	面不平、大头、廉颐、小肩、大腹、动手足、发行摇身、下尻长、背延延然	不敬畏，善欺，给人，戮死	能秋冬，不能春夏	上羽	足少阴	汗汗然
						桎羽	左足太阳之上	安安然
						大羽	右足太阳之上	颊颊然
						众羽	右足太阳之下	洁洁然
						少羽	左足太阳之下	纤纤然

此表据《灵枢·阴阳二十五人》篇。

从《灵枢·阴阳二十五人》篇对体质分类可以看出：

（1）人的生理活动，病理现象，甚至心理活动，神经类型，对自然气候的耐受力和发病规律，都有一定的内在联系。

（2）阴阳二十五人的划分，有助于疾病的辨证，故谓"愿闻二十五人之形，血气之所生，别而以候，从外知内。"

（3）在论述不同体质有着不同发病规律的基础上，提出区别体质施治的重要性，指出"必先明知二十五人，则血气之所在，左右上下，刺约毕矣。"

2. 阴阳五态之人

《灵枢·通天》篇把人分为太阳之人，少阴之人，太阳之人，少阳之人，阴阳和平之人五种类型，并分别叙述了每一类型人的性情、体质和形态等，指出："凡五人者，其态不同，其筋骨气血各不等。"又说："古之善用针艾者，视人五态乃治之，盛者泻之，虚者补之。"说明他们的生理特征与治疗有密切关系。如对"太阴之人"，指出"不之疾泻，不能移之"，对太阳之人，提出："必谨调之，无脱其阴，而泻其阳"，这种因人制宜的中医辨证思想无疑是可贵的。现将阴阳五态人的分类列表如下（表2）。

表2 阴阳五态人分类

类别	阴阳多少	气质	性格、心里	外观形态	治则
太阴之人	多阴而无阳	其阴血浊，其卫气涩，阴阳不和，缓筋而厚皮	贪而不仁，下齐湛湛，好内而恶出，心和而不发，不务于时，动而后之	黮黮然黑色，念然下意，临临然长大，䐃然未偻	不之疾泻，不能移之
少阴之人	多阴少阳	小胃而大肠，六腑不调，其阳明脉小，而太阳脉大	小贪而贼心，见人有亡，常若有得，好伤好害，见人有荣，乃反愠怒，心疾而无恩	清然窃然，固以阴贼，立而躁嶮，行而似伏	必审调之，其血易脱，其气易败也
太阳之人	多阳少阴		居处于于，好言大事，无能而虚说，志发于四野，举措不顾是非，为事如常自用，事虽败而常无悔	轩轩储储，反身折腘	必谨调之，无脱其阴，而泻其阳，阳重脱者易狂，阴阳皆脱者，暴死不知人

— 9 —

续表

类别	阴阳多少	气质	性格、心里	外观形态	治则
少阳之人	多阳少阴	经小而络大，血在中而气外，实阴而虚阳	谛好自贵，有小小官，则高自宜，好为外交，而不内附	立则好仰，行则好摇，其两臂两肘，则常出于背	独泻其络脉则强，气脱而疾，中气不足，病不起也
阴阳和平之人	阴阳气和	血脉调	居处安静，无为惧惧，无为欣欣，婉然从物，或与不争，与时变化，尊则谦谦，谭而不治，是谓至治	委委然、随随然、颙颙然、愉愉然、暶暶然、豆豆然、众人皆曰君子	谨诊其阴阳，视其邪正，安容仪，审有余不足，盛则泻之，虚则补之，不虚不实以经取之

此外，《灵枢·行针》篇对病人不同体质，以阴阳之气胜衰为依据，分为重阳，阳中有阴，阴多阳少，阴阳和调四种类型，并藉以说明针刺得气的不同反应。如"重阳之人，其神易动，其气易往也……熇熇高高，言语善疾，举足善高，心肺之藏气有余，阳气滑盛而扬，故神动而气先行。"说明"重阳之人"热情很高，不卑不屈，说话很快，走路脚步高举，心肺脏气有余，神气易于冲动，对针刺敏感性很强；多阴的人则抑郁"多怒"；屡次发怒而易消除的人，即所谓若"数怒者易解"的人；若阴阳调和之人，则"血气淖泽滑利"。这里的"熇熇高高"、"多怒"、"数怒易解"等，都偏于精神类型方面的分析。

二、体型肥瘦及年龄壮幼分类

1. 肥瘦、壮幼分类

《灵枢·逆顺肥瘦》篇论述了肥人、瘦人、肥瘦适中的人以及壮士、婴儿等不同体质针刺问题（表3）。

表3　体型肥瘦年龄壮幼分类

分类	肥壮人		瘦人	肥瘦适中	壮士	婴儿
体质特点	年质壮大，血气充盈，肤革坚固	广肩腋项，肉薄厚皮而黑色，唇临临然，其血黑以浊，其气涩以迟，其为人也，贪于取与	皮薄，色少。肉廉廉然，薄唇轻言，其血清气滑，易脱于气，易损于血	端正敦厚者，其血气和调	坚肉缓节，监监然，此人重则气涩血浊，劲则气滑血清	其肉脆，血少气弱
针刺原则	深而留之	深而留之，多益其数	浅而疾之	无失常数	深而留之，多益其数；浅而疾之	毫针浅刺，疾发针

该篇对体质的分类提出了形之肥瘦，气之滑涩，血之清浊，肤（色）之黑白，肉之厚薄，年之壮幼等问题，而这几者之间是互为联系的，如"瘦人者，皮薄色少，肉廉廉然（按：形容肌肉异常瘦薄），薄唇轻言，其血清气滑，易脱于气，易损于血。"可见对体质的分类要从多方面分析判断。

2. 肥胖分型

《灵枢·卫气失常》篇将肥壮的人分为膏、脂、肉三种类型，对每一类型人的生理上异别、气血多少，体质强弱和形态上的特殊表现，都做了细致描述（表4）。

表4　肥胖分型

类型	皮肉纹理差异及体质寒温		外形	气血多少
膏型	腘肉不坚皮缓	肉淖而粗理者身寒细理者身热	皮纵缓，纵腹垂腴	多气
脂型	腘肉坚皮满	其肉坚，细理者热，粗理者寒	其身收小	血清气滑少
肉型	皮肉不相离		身体容大	多血

肥胖三型的划分，提出了体质寒温特征的问题，属于膏型的人，其肌肉柔润，纹理粗疏的，体质多寒，纹理细致的，体质多热；属于脂型的人，其肌肉坚实，纹理细致的多热，纹理粗疏的多寒。而体质的寒热与气血多少又是密切相关的。如原文说"膏者，多气，多气者热，热者耐寒；肉者，多血则充形，充形则平；脂者，其血清，气滑少，故不能大。"这就是说，膏型的人，多气，气为阳，气多的体质热，体质热的，就能够耐寒；肉型的人，血多，血能养形，就会使形体充实，形体充实则体质和平，不寒不热；脂型的人，血清，气滑而少，其气血不及膏、肉两型的人，所以形体亦不能很壮大了。这三型与常人的区别，《黄帝内经灵枢集注》解释说"众人者，平

常之大众也。不能相加者，谓血气和平则皮肉脂膏不能相加于肥大也。血气之浮沉浅深备有常所，不能相多于肌肉间也，皮肉筋骨各自称其身，故其形不大不小也。"指出一般人的皮肉脂膏都比较均匀，不发生某一种偏多，故临证之际，"必先别其三形，血之多少，气之清浊而后调之，治无失常经。"张景岳对"治无失常经"的解释是"三形既定，血气既明，则宜补宜泻，自可勿失常经矣。"

三、性格刚柔、勇怯分类

1. 刚柔

《灵枢·寿夭刚柔》篇着重讨论了人体的形气有阴阳刚柔的区别，指出"人之生也，有刚有柔、有弱有强、有短有长、有阴有阳。"所谓"有刚有柔"，即指人的性格有刚直、柔和的不同；"有强有弱"，即指人的体质有强有弱的不同；"有短有长"，即指人的身长有高有矮的不同；"有阴有阳"，即指人的生理、病理变化有阴阳属性的不同，其中包括了形体的缓急，元气的盛衰，皮肤的厚薄，骨骼的大小，肌肉的坚脆，脉搏的坚大弱小等，从血气经络等形气是否相应或平衡，推断其寿命的长短，并指出病人体质不同、病情不同，病程长短各异，在治疗上亦有刺法"三变"和药熨、火刺区别。

2. 勇怯

《灵枢·论勇》篇对勇与怯两种体质类型的精神面貌、外部特征与内在脏腑功能的关系等，进行了论述（表5）。

表5　勇怯分类表

类型	外部特征	与内在脏腑功能关系
勇	目深以固，长衡直扬，三焦理横	其心端直，其肝大以坚，其胆满以傍，怒则气盛而胸张，肝举而胆横，眦裂而目扬，毛起而面苍
怯	目大而不减，阴阳相失，其焦理纵，䯏骬短而小	肝系缓，其胆不满而纵，肠胃挺，胁下空，虽方大怒，气不能满其胸，肝肺虽举，气衰复下，故不能久怒

　　从上表看出，勇士的外部特征是：目眶高耸，眼珠深凹，视物牢固，目不转睛，眉毛竖起，皮肤肌肉纹理粗疏。与内在脏腑功能的关系是：这种人心脏正常，但肝大而坚实，胆汁充足，胆饱满得好像要向四旁扩张的样子，在恼怒时气盛于上而胸廓张大，肝气上举，胆气横溢，眼睛睁得很大，眼眦像要裂开似的，目光四射，毛发竖起而面色发青；性格怯弱的外部特征是：眼大而无神，眼球转动不灵活，阴阳之气失于调和，肌肉纹理纵而松弛，胸骨剑突的形态也短而且小。其与内脏功能的关系是：肝系松弛，胆汁不充满，但胆却长而下垂，肠胃直而少有曲折，胁下的肝气空虚，大怒发作的时候，愤懑之气也不能填塞胸膺，肝肺之气，即使因冲动而上举，但其气随即衰减下降，不能持久发怒。由此可见，《内经》十分重视内脏功能与人格心理特征（即个性心理特征）和体质的关系。对体质的分类研究结合了气质、情绪特点、动机愿望和行为特点等诸方面进行分析，从而指出其差异性。

四、形志苦乐分类

《素问·血气形志篇》论述了形志苦乐的五种类型人，所谓"形乐志苦，病生于脉，治之以灸刺；形乐志乐，病生于肉，治之以针石；形苦志乐，病生于筋，治之以熨引；形苦志苦，病生于咽嗌，治之以百药；形数惊恐，经络不通，病生于不仁，治之以按摩醪药，是谓五形志也。"所谓苦，在形体方面指过度劳役或逆形体功能活动而动作；在精神方面指精神忧虑苦闷或情志抑郁不快乐，一方面指形体安逸，精神愉快，情志舒畅，不致病；另一方面指形体过于安逸缺少运动，精神情志过度兴奋，亦可致病。

本篇在论述形乐志苦，形乐志乐，形苦志乐，形苦志苦，形数惊恐"五形志"问题时，具体指出形志苦乐不同与发病的关系，并且提出了五种不同的治疗原则。值得提出的是，这是对个体分类从整体观点出发，认为形和神就是一个不可分割的统一整体。因为形和神都是以五脏为基础的，如《素问·宣明五气篇》说："五脏所主：心主脉，肺主皮，肝主筋，脾主肉，肾主骨，是谓五主。"又如《素问·阴阳应象大论》说："人有五脏化五气，以生喜怒悲忧恐。"《素问·宣明五气篇》还说："五脏所藏：心藏神，肺藏魄，肝藏魂，脾藏意，肾藏志，是谓五脏所藏。"脉、皮、筋、肉、骨为五脏所主，是形体的重要组成部分。神、魂、魄、意、志、喜、怒、悲、忧、恐为五脏所化生，是神志变化的具体表现。形体和神志均以五脏为根本，彼此相联，因此说形与神是一个不可分割的统一整体。如果形与神始终是相互依存，统一协调，人体的生命活动就能正常进行，身体健康无病，正如《素问·上古天真论篇》所云："故能形与神俱，而尽终其天年，度百岁乃去。"若劳逸失调，喜乐失宜，形体和神志遭受苦乐等致病因素的损伤，破坏二者的统一协调关系，就会发生各种病变。

纵观上述，《内经》对人体体质的分类，内容已包括性别，年龄，地区，禀赋，体态，性格，心理活动，对自然界的适应能力，社会地位，生活条件及药物针刺的反应性等方面，并试图通过描述个体的特殊性，提示临床治疗规律。两千多年前，古人不仅注意到体质的差异性，而且在生活实践和医疗实践中，对不同人体进行多方面的综合考察，加以总结，反映出古人的远见卓识，这不仅为我们今天研究体质提供借鉴，而且其中包含不少合理的内核，值得我们认真思考。但也不能不看到，由于历史条件和认识水平的限制，《内经》对人体体质的分类，带有明显的局限性，特别是对有些体质特征的描述，表现为抽象、晦涩、烦琐或失之笼统而不易被人所理解和掌握。有的依此推断区别道德行为，更需要历史地予以分析对待。时代在发展，科学在进步，在《内经》的基础上，历代医家对体质理论和实践有了很大的改进和提高，特别是近三十余年来，发展十分迅速。即就体质分类而言，各家见仁见智，提出了不少较之古人更合理、更先进、更贴近临床的分类方法，尤其是 2009 年中华中医药学会颁布了《中医体质分类与判定》，将体质分为平和质、气虚质、阴虚质、阳虚质、气郁质、湿热质、痰湿质、血瘀质和特禀质等九种类型，各有其辨识指征、发病倾向和调节方法（详附录：中医体质 9 种基本类型与特征），在全国各地得到了较广泛的推广应用，并在实践中深化了认识，积累了新的经验。相信在广大中医、中西医结合人员的共同努力下，在其他学科人员的参与和支持下，体质分类将会进一步完善，其实质也将逐步被阐明，前景是十分光明的，对此我们充满信心。

体质形成论

体质的形成，固然与某些先天因素有关，但在很大程度上是取决于后天，影响体质的因素，主要有以下几个方面：

1. 年龄

人体随着年龄的增大，由生长发育而壮盛，由壮盛而转向衰老，在这个过程中，体内脏腑精气的盛衰也随之变化，这在成书于二千多年前的《黄帝内经》中就有明确的记述。《素问·上古天真论》说："女子七岁肾气盛，齿更发长；二七而天癸至，任脉通，太冲脉盛，月事以时下，故有子；三七肾气平均，故真牙生而长极；四七筋骨坚，发长极，身体盛壮；五七阳明脉衰，面始焦，发始堕；六七三阳脉衰于上，面皆焦，发始白；七七任脉虚，太冲脉衰少，天癸竭，地道不通，故形坏而无子也。丈夫八岁，肾气实，发长齿更；二八肾气盛，天癸至，精气溢泻，阴阳和，故能有子；三八肾气平均，筋骨劲强，故真牙生而长极；四八筋骨隆盛，肌肉满壮。五八肾气衰，发堕齿槁；六八阳气衰竭于上，面焦，发鬓斑白；七八肝气衰，筋不能动，天癸竭，精少，肾藏衰，形体皆极；八八则齿发去。肾者主水，受五脏六腑之精而藏之，故五脏盛，乃能泻。今五脏皆衰，筋骨解堕，天癸尽矣，故发鬓白，身体重，行步不正，而无子耳。"说明女子35岁，男子40岁，人体生理功能和体质由盛极而衰，开始走下坡路。《灵枢·天年》亦有类似论述："人生十岁，五脏始定，血气以通，其气在下，故好走；二十岁，血气始盛，肌肉方长，故好趋；三十岁，五脏大定，肌肉坚固，血脉盛满，故好步；四十岁，五脏六腑十二经脉，皆大盛以平定，腠理始疏，荣华颓落，发鬓斑白，平盛不摇，故好坐……。"凡此，对人体少、长、壮、衰各个时期的生理变化过程作了具体描述。同时也指出人体随着年龄的增大，由于组织结构及功能活动发生变化，因此体质也随之而改变。在《内经》理论指导下，历代医家对年龄与体质的关系多有阐发，以小儿为例，宋代儿科医家钱乙认为小儿为"纯阳之体"，主要说明小儿在生理上处于发育时期，生机勃发，是以阳生为主要趋势；病理上小儿在外感热病中常易从阳化热，出现高热、痉厥等阳热旺盛之征象。清代医家吴鞠通《温病条辨·解儿难》力辟钱乙论点之非，认为"此丹灶家言，谓其未曾破身耳，非盛阳之谓。"石寿棠《医原》说得更为贴切，谓"小儿，春令也，木德也，花之苞，果之萼，稚阳未充，稚阴未长也。稚阳未充，则肌肤疏薄，易于感触；稚阴未长，则脏腑柔嫩，易于传变，易于伤阴。"并阐发说："小儿稚阳未充，稚阴未长者也；""且其脏腑薄，藩篱疏，易于传变。"这种以小儿脏腑娇嫩、气血未充、筋骨未坚的组织结构和生理特点来分析小儿的体质特点，称其为"稚阴稚阳"之体，是比较符合客观实际的。至于老人的体质状况，宋代医家陈直《养老奉亲书》谓其"神气浮弱，返同小儿"、"骨质疏薄"、"肌肉瘦怯，腠理开疏。"明代医家吴又可《温疫论》本《内经》之旨，对此有所阐述，如说："老年营卫枯涩，几微之元气易耗而难复也，不比少年气血生机甚捷，其势浡然。"清代医家叶天士对老人的体质特点，也有不少精辟的论述。他认为六旬以后主要为下元肾衰，如谓"男子向老，下元先亏"、"高年水亏"、"高年下焦阴弱"等。所以虚弱体质（含气虚质、阳虚质、阴虚质）较青壮年多见。年龄与体质的关系，可谓密矣。

2. 性别

妇女在生理上有月经、胎孕、产褥、哺乳等特点，常消耗血液，故机体相对地处于血分不足，气分有余的状态。《灵枢·五音五味》篇说："妇人之生，有余于气，不足于血，以其数脱血也。"对妇女的体质作了概括性的论述。所谓"妇女以血为本"，正是说明妇女在生理和体质上有其特殊性，有别于男子。在心理特征上，女子多性格内向，常多愁善感，感情细腻，且易于抑郁，所以"气郁体质"较男子多见。此外，中医有"妇女肝为先天"之说，笔者认为这不仅说明"肝"与妇女的生理关系极为密切，同时也道出了肝的功能失常，尤其是"肝气郁结"（含气郁体质）在妇科发病学上有重要意义。

3. 自然环境和生活条件

人与自然是一个统一的整体，生活在不同地区的人，由于受当地自然环境及生活条件的影响，使人体在组织结构和生理功能上形成种种不同的特征，对此古人早有较为深刻的认识，如《素问·异法方宜论》有明确论述"东方之域……其民皆黑色疏理"，"西方者……其民华食而脂肥"，"北方者……其民乐野处而乳食，脏寒生满病"，"南方者……其民皆致理而赤色"。还指出由于地域不同造成体质有异，其产生的疾病和治疗方法亦有差别。后世医家徐洄溪在《医学源流论》中也说："人禀天地之气以生，故其气体随地不同。西北之人气深而厚……东南之人气浮而薄。"这里尤其值得一提是，金元四大家李东垣、刘河间、张子和、朱丹溪创导的"补土派""寒凉派""攻下派""养阴派"，其学派的形成及其学术特色与这些医家生活的地域和生活条件有很大的关系。以李东垣"补土派"为例，当时适值北方战乱频仍，人民生活极端困苦，给人的体质造成很大的影响，"脾胃虚弱"即气虚体质的人群大幅上升，以致疾病谱发生深刻的变化，李氏顺应环境而提出"脾胃内伤，百病由生"的名论，并倡导"补脾升阳"（代表方补中益气汤）的治疗方法，这不能不说是针对体质与发病的关系而提出的；又如朱丹溪生活在东南沿海地带，此处气候温热，地处卑湿，属"湿热体质"者比比皆是，且湿热易伤阴液，加之此地生活条件较好，纵情恣欲者屡见不鲜，于是朱氏提出"阴常不足，阳常有余"和"湿热为患，十之八九"的论点，并倡导"滋阴清火"的治疗方法（代表方大补阴丸），被后世誉称为"养阴派"的代表人物，同时十分重视清利湿热（代表方二妙散）。

4. 精神因素

精神刺激会损伤内脏而影响体质。如旧社会的妇女，因社会地位低，精神常抑郁寡欢，容易形成气郁体质；现代由于生活节奏加快，竞争激烈，精神负担加重，于是气郁体质亦不少见。最明显的例子是，有些原来地位显赫，或经济富足，因突发事件或触犯刑法而进入牢房，精神创伤极大，遂使体质急转直下，甚至不数日就朱颜变白头，精神一蹶不振，且久久不能恢复，气郁体质或虚弱体质由是而作，甚或出现血瘀体质。《素问·疏五过论》所说的"尝贵后贱""尝富后贫"而引起的"脱营"和"失精"，就是由于严重精神创伤导致精血耗损，使原有体质发生深刻变化的典型例证。

5. 疾病因素

疾病可改变人的体质是显而易见的。如大病久病之后，可使原有的体质发生变化，使机体长期处于虚弱状态，呈现气虚体质、阳虚体质或阴虚体质。如罹患急性黄疸型肝炎后，尽管各项化验指标已恢复正常，但患者常感精神疲乏，食欲减退，面色萎黄，且久久不能复原，显然已出现气虚体质。又如有的人曾长期罹患出血性病症，纵然经治疗后出血已愈，但由于瘀血留滞经络，表现为面色黧黑，肌肤甲错，舌紫，脉涩等征象，且数载不能消失，甚至遗留终生，显然已属于血瘀体质。

6. 先天因素

"先天"，即通常所说的"禀赋""禀性"。先天因素，特指禀受父母亲等上代直系亲属所带来的因素。对此，《灵枢·天年》曾明确指出："人之始生……以母为基，以父为楯。"《灵枢·决气》篇亦说："两神相搏，合而成形，常先身生，是谓精。"吴懋先注释说："两神者，一本于天一之精，一本于水谷之精，两神相搏，合而成此形也。"明代医家虞天民对人的寿命长短的原因，作过精辟的论述："父精母血盛衰不同，故人之寿夭亦异，其有生之初，受气之两盛者，当得上中之寿；受气之偏盛者，当得中下之寿；受气之两衰者，能保养仅得下寿，不然多夭。"于此可见，人之所由生，必禀受先天父母之"精"，因此父母的健康状况与子女体质的关系至密。即就特禀体质而言，有学者认为其成因"由于先天禀赋不足和禀赋遗传等因素造成的一种特殊体质，包括先天性、遗传性的生理缺陷与疾病，过敏性反应等。"的确，如小儿的"五迟"，常由于先天不足而影响发育，以致体质异于常人。这里尤其值得指出的是，过敏体质所引起的如支气管哮喘、过敏性鼻炎、荨麻疹等，患者常有家族史，与父母等上代直系亲属的遗传有很大关系。体质分类中的"特禀体质"，即是指先天因素所造成的特殊体质。

综上所述，体质形成的因素是多种多样的，联系具体的人，既可由单一的因素引起，但大多是多个因素共同参与的结果，尤其是兼夹体质，其成因更是错综复杂。这里需要强调指出的是，体质一般不是一朝一夕形成的，一旦形成之后，具有相对的固定性和稳定性，但也不是说一成不变的，通过适当调理，偏颇体质转变为平和体质不是不可能的，同样平和体质在某些因素作用下，也可以转变为偏颇体质（参见本书"体质转化论"）对此我们应有足够的认识。

体病相关论

体质与疾病的关系极为密切，掌握机体的体质状况，这在临床上对于探求病因、寻找病位、分析病机、掌握病势、推测预后等，有着十分重要的意义。

一、体质与发病

中医学的病因学说，十分强调内因在发病学上的主导地位，认为外界致病因素侵袭人体，但能否发病，在很大程度上取决于个体体质。如《灵枢·百病始生》说："风雨寒热，不得虚，邪不能独伤人。卒然逢疾风暴雨而不病者，盖无虚，故邪不能独伤人。此必因虚邪之风，与其身形，两虚相得，乃客其形。"指出了单纯的风雨寒暑之邪，不足以引起疾病，必因虚邪之风，参以人身正气之虚，才能构成疾病，亦即"邪之所凑，其气必虚""正气存内，邪不可干"之谓。可见外界各种致病因素，只有通过机体内部因素的联合作用，才能产生其贼害人体的作用。这不仅体现在外感病的发病上，而且内伤疾病的发病也不例外。以情志内伤为例，《内经》有：怒则气上，喜则气缓，悲则气消，恐则气下，惊则气乱，思则气结等九气为病之说。《医宗金鉴》解释说："凡此九气丛生之病，壮者得之，气行而愈，弱者得之，发为病也。"明确指出了人体体质强弱与情志内伤的发病亦有密切关系。当然，我们强调内因在发病学上的重要地位，并不否定外因的作用。在特定条件下，如当某种致病因素超越人体防御力量时，外因就能起到致病的关键作用，如强烈的传染病和不可抗拒的外伤等。《素问·刺法论》在谈到预防疫病时，就提出不仅要保持机体正气旺盛，更要"避其毒气"，反映了对外来致病因素的重视。这里需要强调指出的是，古人早已认识到个体体质的特殊性，往往导致对某种致病因子的易感性，或对某种疾病的易罹性。如《灵枢·五变》说："肉不坚，腠理疏，则善病风……五脏皆柔弱者，善病消瘅……粗理而肉不坚者，善病痹。"清·吴德汉在《医理辑要·绿囊觉后编》中说："要知易风为病者，表气素虚；易寒为病者，阳气素弱；易热为病者，阴气素衰；易伤食者，脾胃必亏；易劳伤者，中气必损。"凡此，都说明体质在发病上常起着主导作用。近年来，王琦教授及其团队将人体体质分为平和质、气虚质、阳虚质、阴虚质、痰湿质、湿热质、气郁质、血瘀质、特禀质等九种类型，对体病相关作了深入的研究，并以古代文献，临床实践和流行病学调查等为依据，阐述了不同体质的易患疾病。根据笔者临证经验和体会，有如下规律：阴虚质易患复发性口疮、慢性咽炎、三叉神经痛、习惯性便秘、干燥综合征、围绝经期综合征、结核病、支气管扩张、甲状腺功能亢进症、系统性红斑狼疮等病；阳虚质易患感冒、慢性胃肠道疾病、水肿、哮喘、心律失常、甲状腺功能减退症、性功能低下、风湿性关节炎等病；气虚质易患感冒、疲劳综合征、胃下垂、直肠脱垂、营养不良、贫血、神经性尿频、窦性心动过缓、重症肌无力等病；气郁质易患神经官能症、抑郁症、高血压病、溃疡病、肿瘤、乳腺小叶增生、痛经、闭经、围绝经期综合征、不孕症等病；血瘀质易患血小板减少性紫癜、冠心病、脑血管疾病、血管神经性头痛、下肢静脉曲张等病；痰湿质易患高血压病、糖尿病、肥胖症、高脂血症、痛风、冠心病、代谢综合征、脑血管疾病等病；湿热质易患痤疮、疮疖、脂溢性皮炎、复发性口疮、肝炎、痔、痛风、慢性膀胱炎、胆结石、胆囊炎、非特异性溃疡性结肠炎等病；特禀质易患过敏性疾病，如过敏性鼻炎、过敏性紫癜、荨麻疹等病。这对疾病的防治有着重要的指导意义和参考价值。

尤为可贵的是，近年有关体质与发病的关系，不少单位作了广泛的调研，如高血压病、冠心病、高脂血症、消化性溃疡、糖尿病、乳腺增生、痛经、抑郁症、前列腺增生症和肿瘤等疾病与体质类型的相关性研究，多有报道，很值得关注。

二、体质与病邪从化

中医发病学不但阐述了体质在疾病发生上起着重要作用，而且也深刻认识到体质与病邪从化有着密切的关系，即是说感受同一种病邪，由于个体体质的差别，病邪转化常随之而异。诚如《医宗金鉴》说："人感受邪气虽一，因其形藏不同，或从寒化，或从热化，或从虚化，或从实化，故多端不齐也。"

"形藏"者，体质是也。由于个体体质不同，决定寒热虚实的不同病证。章虚谷说得尤为精辟："六气之邪，有阴阳不同，其伤人也，又随人身之阴阳强弱变化而为病。"这种"病之阴阳，因人而变""邪气因人而化"的观点，是中医发病学和病理学所极为重视的。例如同是湿邪，阳热之体受之，则邪从热化而病"湿热"；阴寒之体得之，则邪从寒化而病"寒湿"。又如秋燥之病，临床可分凉燥、温燥两大证型，这固然与燥邪兼夹他邪有关，但很大程度上是取决于体质因素，即阳旺体质感受燥邪，则邪从热化而病"温燥"；反之，若阴盛之体沾染燥邪，则邪以寒化而病"凉燥"。再如"黄疸"，大多数患者表现为邪从热化的"阳黄"证，但也有少数因素体阳虚（脾肾阳虚），以致邪从寒化而现"阴黄"证候。

三、体质与病情的变化和转归

明代医家吴又可曾以醉酒的表现，形象地比喻了体质与病情演变的关系，他说："邪之着人，如饮酒然。凡人醉酒，脉必洪而数，气高身热，面目皆赤，乃其常也。及言其变，各有不同：有醉后妄言妄动，醒后全然不知者；有虽沉醉而神思终不乱者；醉后应面赤而反刮白者；应痿弱而反刚强者；应壮热而反恶寒而战栗者；有易醉易醒者；有难醉而难醒者；有发呼欠及喷嚏者；有头眩眼花及头痛者。因其气血虚实之不同，脏腑禀赋之各异，更兼过饮少饮之别。"吴氏还对疫病的传变，作了清晰地描述："凡受疫邪，始则昼夜发热，日晡益甚，头痛身痛，舌上白苔，渐加烦渴，乃众人之常也。及言其变，各自不同：或呕，或吐，或咽喉干燥，或痰涎涌甚，或纯纯发热，或发热而兼凛凛，或先凛凛而后发热……。"同是感受疫邪，出现种种不同的变证，原因何在？吴氏明确指出："因其气血虚实之不同，脏腑禀赋之各异，更兼感重感轻之别。"他还进一步阐发说："传变不常，皆因人而使"，即是由患病机体的体质特殊性所引起的。说到这里，笔者认为有必要从体质的角度，对伤寒六经传变和温病卫气营血传变赋于新的内涵和认识。先拿伤寒六经传变来说，一般先三阳后三阴，即由表入里，由浅及深，由实转虚。但这种传变规律，常因体质的原因，而发生多种异乎寻常的变化。如麻黄附子细辛汤证，就是因为病人肾阳偏虚，感寒之后，不仅太阳经受病，而少阴经亦同时受累，即所谓"太阳少阴两感证"。更有的感受寒邪之后，初期并不出现恶寒发热，头痛，脉浮等太阳表证，旋即呈现不发热但恶寒，四肢逆冷，下利清谷，精神萎靡，脉沉细的"三阴证"，即所谓"直中三阴"。此种病理机转，常因其人阳气素虚，抗病力弱，以致病邪长驱直入，顿陷三阴。再就温病的传变而言，叶天士说："卫之后方言气，营之后方言血"。这是一般的传变次第。但有些人感受温邪之后，邪热极易化燥伤阴，内传营血，很快出现高热，神昏，抽搐，发斑，舌绛等症候。叶氏所说的"逆传心包"，就是指病不经气分阶段，而径入营血的一种临床类型，这与患者平素阴虚阳旺体质常有很大关系。记得 20 世纪 60 年代，笔者曾参加流行性乙型脑炎的临床研究，本病患者大多是小儿。基于小儿的体质特点是"稚阴稚阳"，因此得病之后，其变化极为迅速，有的患儿刚入院时中医辨证属"卫分证",但过不了几个小时,迅即出现"逆传心包证"或"气营两燔证",甚则险象蜂起,顿陷危殆,常使医者鞭长莫及。这固然与感邪轻重有关,但主要应归咎于小儿脏腑娇嫩,气血未充,即"稚阴稚阳"体质而导致病势易于发展。由是观之,在外感热病中,病情的演变,往往被体质所左右。

至于体质与疾病预后的关系,以老人为例,吴又可尝谓:"盖老年营卫枯涩,几微之元气易耗而难复也。不比少年气血生机甚捷,其势浡然,但得邪气一除,正气随复。"证诸临床,由于老人脏腑机能减退,体质衰弱,若罹患危重病症,其预后一般比青壮年为差,即使普通疾病,亦不易恢复。如骨折的愈合,老人远较青壮年为慢。

为了进一步说明体质与病情变化和转归的关系,特举临床几种常见的疾病以资佐证:如同一地区同一时期流行的感冒,不同的人感染后,除一般感冒所共有的发热、恶寒、头痛、鼻塞等症状外,可有其他不同的临床表现。若阳热素盛者,常兼口渴、尿黄、舌红、脉数等症;阴寒体质,则兼口和不渴,小便清长,四肢不温,舌淡,脉迟缓等症;痰湿素盛者,可伴胸脘痞闷,咳嗽痰多,四肢困倦,或大便溏薄,苔腻,脉濡缓或弦滑等症。所以同是一种感冒(指病原体相同),按中医辨证,可有偏热、偏寒、夹痰、夹湿等不同类型。这与人群中的体质差异,有很大的关系。又如慢性气管炎,不同患者可见不同的临床类型,这除了与病邪的性质有关外,而体质因素往往起重要作用。若平素阳虚,常呈虚寒型;平素阴虚,多表现为肺燥型；而年轻体壮者罹患本病，多属痰热型。此外有人分析了冠心病的发病情况，有些病人的心绞痛发作次数频繁，发病时面红耳热，咽燥口干，脉搏加快等症，中医称之为"热痛"，临床表明这种类型心绞痛病人具有偏于阴虚体质的特点，所以产生症状有朝着"热"证方向演变；而另有些病人在心绞痛发作时，与前者恰恰相反，表现为四肢冰凉，冷汗淋漓，脸色发白，这类病人具有阳虚体质的特点，所以引起"寒凝血结"的病理变化，产生的症状有向着"寒"证方向演变。诸如此类，不胜枚举。

总之，基于临床实践的体病相关理论，这是体质学说的核心内容之一。明乎此，对于疾病的预防和辨证施治，无疑有着重要的指导作用。

论体质与脉

中医体质学说内容丰富多彩，其中有关不同体质的辨识方法和指标，古今文献多有论述，如《诊家索隐》认识到体质有异，脉亦不同，强调诊脉"必当问其平素之脉若何，庶几无误。良以人生斯世，体质不齐，性情个别，脏腑有柔脆，经络有厚薄，不可一例求也"。但在近年相关研究中，对于脉诊在体质辨识上的作用，尚缺乏专题讨论。有鉴于此，本文特以古代文献为主要依据，以体质形成因素如性别、年龄、禀赋、体态、情性、地理环境和生活条件等为切入点，对此作一评论，希冀引起同仁的重视，促进中医体质学说的提高和发展。

一、男女性别与脉

[典籍选录]

《脉经》：左大顺男，右大顺女。

《类证活人书》：男子阳有余，脉在上，尺脉必弱；女子阴有余，脉在下，寸脉必微，乃是正也。

《千金翼方》：凡妇人脉，常欲弱于丈夫。

《察病指南》：男子阳脉常盛，阴脉常弱；女子阳脉常弱，阴脉常盛。

《脉诀理玄秘要》：男子尺脉常弱，寸脉常盛；女子尺脉常盛，寸脉常弱，是其常也。反者，男得女脉为不足，女得男脉为太过。

《医脉真经》：三阳从地长，地气上腾，故男子尺脉常沉而弱；三阴从天生，天气下降，故女子尺脉常盛而浮。男子阳多而阴少，其脉多应于关上，所以寸盛而尺弱。女子阴多而阳少，其脉多应于关下，所以寸沉而尺盛。

《丹溪心法》：天不足西北，阳南而阴北，故男子寸盛而尺弱，肖乎天也；地不满东南，阳北而阴南，故女子尺盛而寸弱，肖乎地也。

《太素脉秘诀》：男子尺脉常弱（气有余为无事），女子尺脉常盛（血有余为无事）。

《脉语》：妇人尺脉常盛，而右手脉大，皆其常也。男子以阳为主，两寸之脉，常旺于尺，两寸反弱，尺反盛者，肾不足也；女子以阴为主，两尺之脉，常旺于寸，若尺反弱而寸反盛者，上焦有余也。不足固病，有余亦病，所谓过犹不及也。

《医宗必读》：男子之脉，左大为顺；女人之脉，右大为顺。男尺恒虚，女尺恒盛。左为阳，故男子宜左脉大也；右为阴，故女子宜右脉大也。寸为阳，尺为阴，故男子尺虚，象离中虚也；女子尺盛，象坎中满也。

《医灯续焰》：男女脉同，同于定位。惟尺则异，异于盛衰。男子钟于阳，故阴弱；女子钟于阴，故阴盛。独验于尺者，天一资生之始，阴阳即判于此耳。

《身经通考》：男子得阳气多，故左脉盛；女子得阴气多，故右脉盛，若反者，病脉也。男子以左尺为精府，女子以右尺为血海，此天地之神化也。

《脉理求真》：左为阳，故男子左脉宜大；右为阴，故女右脉宜大。寸为阳，故男所盛在阳而尺恒虚；尺为阴，故女所盛在阴而尺恒盛。

《脉学类编》：男子以阳为主，女子以血为本，非男女经脉有别也，从其阴阳，以察其盛衰也。

《脉义简摩》：大率女子体静气阴，脉宜略沉而静，其形柔软为佳。

《脉诊便读》：左右者，阴阳之道路也，升降之枢纽，左为阳，右为阴，故男子左脉恒大，女子右脉恒大。

［评按］对于男女脉象之差异，纵观上述，似可归纳为二点，即"左大顺男，右大顺女"和"男子尺脉常弱，寸脉常盛；女子尺脉常盛，寸脉常弱。"何以如此？自然与男女体质差异有关。众所周知，男女有着各自的生理特点，突出体现在阴阳气血主次有所不同，《脉确》谓："男子本气旺血虚，左主血，左大于右，是血足，血足则阳不至独亢矣；女子本血旺气虚，右主气，右大于左，是气足也，气足则阴有所统摄矣。且男子阳，故左大；女子阴，故右大。此男女之平脉也。"又说："寸为阳，男子阳盛，故寸盛；尺为阴，女子阴盛，故尺盛。此男女尺寸之平脉也。"以男女阴阳气血的差异来诠释上

列有关条文，可谓得其要领，允称至当之评。

当然，古人有关性别与脉的论述，对于男女体质差异的辨识虽有一定的参考价值，但联系临床实际，却未必尽然，甚则混淆了常人与病人的脉象。张山雷《脉学正义》针对"左大顺男，右大顺女"，一针见血地指出："须知无病之脉，以左右六部平和齐等为则，岂有左右偏大之事，果有其偏，则病为之，非平脉矣。"可见对于古人的论述，需活看，切勿死于句下。

二、年龄长少与脉

[典籍选录]

《脉经》：小儿四五岁脉，呼吸八至，细数者吉。

《玉函经》：少壮脉盛，老人脉衰，乃其常也，反此者逆也。

《脉诀刊误》：小儿之脉，一呼吸间八至而细数者，为平耳。

《脉语》：婴童纯阳之气，则七至、八至又其常也，不在大人之例。

《脉诀汇辨》：小儿正属纯阳，阳盛必数，故以六七至为常也。

《医宗必读》：老者，脉宜衰弱，若过旺者，病也；壮者，脉宜充实，若衰弱者，病也。

《四诊抉微》：少壮之人，脉多大；老年之人，脉多虚。

《医级》：老者，气血已衰落，脉宜衰弱，过旺则病。少壮者，脉宜充实，弱则多病，谓其气血日盈之年而得此不足故也。

《脉理宗经》：（弱脉）老人得之顺，少者得之逆。

《脉义简摩》：（小儿脉）八至为平者，三岁以下也；六至为平者，五岁以上也。

《脉诊便读》：脉之至数，平人皆以一息五至为准，四至为迟，六至为数。而诊小儿则又不然，小儿之呼吸短促，脉动亦数，故以六至为平脉。老人之呼吸徐，脉动亦迟。

《脉学正义》：老人气血既衰，其脉微弱者，宜也。《医存》呼吸速，则脉至多；呼吸缓，则脉至少。小儿气盛身短，络脉近，呼吸又速，故脉至常数；老耄元气已衰，而络脉之运行又恒迟滞，故呼吸不匀，六脉多结。

［评按］人的体质不是固定不变的，可因多种原因而产生变化，其中年龄是重要的因素。俗云"一岁年纪一岁人"，意指人体的结构、机能与代谢的变化同年龄有关，从而形成体质的变异。《素问·上古天真论》对人体的生、长、衰、老的不同年龄层次在生理结构上的变化作了深刻的论述，对年龄与体质的关系有重要参考价值。后世有谓小儿为"纯阳之体"（一说"稚阴稚阳"），乃根据小儿的生理结构特点，对其体质所作的高度概括，即是明显的例子。上列有关名论，在一定程度上反映了年龄长少而形成的不同体质在脉象上的具体表现，如"少壮脉盛，老人脉衰"、"小儿脉数"等，均可作为判断不同体质的参考指标。

三、先天禀赋与脉

[典籍选录]

《脉理宗经》：壮者脉细而和缓，三部同等，此天禀清静，秀逸之士也。

《诊宗三昧》：浊（脉）为禀赋昏浊之象。

《脉理会参》：（脉）旺而非躁，此天禀之厚，寿征也；弱而和缓，此天禀之静，清士也。

《四诊抉微》：有一种人，赋形时经隧中有阻而窄碍，流行蹇涩，时或遏止，类乎代脉，自少至老不变易，此禀赋之常脉，勿作代看。先哲曾有言及者，予亦曾验数人，其人皆至耆耋而终，学者当谨识之，慎无妄断，而浪施药剂也。

《脉理求真》：至有一生而见结脉者，此是平素异常，不可竟作病治耳。

《诊家索隐》：若夫生禀之脉，各有不同，临症诊视，尤不可以不察。有生而为阴脉者，细弱而沉，受风不见其浮，受热不见其大；生而为阳脉者，洪大而硬，里寒不显其小，内亏不显其弱。

《脉诀会纂》：六阳脉者，六部健旺；六阴脉者，六部如丝，此禀赋脉也。

《脉义简摩》：六阴六阳，大小得之禀赋也。至于紧缓得于禀赋者，皮肤绷急者脉多紧，宽松者脉多缓也。

《脉原》：（长脉）禀赋气强胜血而气拥，其人寿。

《脉镜绪余》：浮沉，有得之禀赋者，趾高气扬脉多浮，镇静沉潜脉多沉。

《脉说》：反关脉者，有一手反者，有两手反者，寸口正取无脉，必令病人覆手，医者以左手诊病人左脉，右手诊病人右脉，始能食指候寸，中指候关，无名指候尺。更有斜飞脉，有内斜有外斜之别，是皆禀赋若此，不足异者。平人三部皆大，往来上下自如，为禀质之厚。无病人两手三部皆小，往来上下皆从，此禀质之清，不在病例。若细而冲和，是禀赋六阴常脉，不足怪者。（短脉）更有萦萦于中候，而上不及浮，下不及沉者，此先天禀赋不足。

《脉诀规正》：反关脉者，不行于寸口，由肺列缺穴斜刺臂侧，入大肠阳溪穴而上食指，故名反关。有一手反者，有两手反者。此得于有生之初，非病脉也。

《脉学正义》：奇恒者，脉象奇异而殊绝于恒常者也，各随其人之禀赋而不同。有六部偏大者、偏小者，且更有反关而见于臂后者。寿颐在沪时，尝诊得一老妪，六部竟无一丝之脉，询得一生如此，而其人登大耋，亦禀赋之最奇者矣。

常人脉象，各随其人之体质而定，赋禀不同，脉形自异。所谓若者脉大，若者脉细脉小，必不能范以模型，限定如何之形体，可知脉之大小，万不能有一定之准则，而确分其界限。

《疡科纲要》：以禀赋言之，则体质壮盛，气血充实者，其脉有余，轻按易得，有似于浮；体质屡弱，气血衰微者，其脉不及，轻取不见，有似于沉。

［评按］中医学认为，体质的形成与禀赋或遗传有密切关系。个体禀赋，乃得之先天，即秉承父母而成。上列禀赋与脉

的记述，足以说明诊察脉象对于因先天遗传因素而形成的体质在辨识上有一定的指导作用，诚如《诊家索隐》所说"若夫生禀之脉，各有不同，临症诊视，尤不可以不察。"证诸临床，有些人与生俱来，脉即洪盛（六阳象），或细弱如丝（六阴脉），却无明显病证；有些人一生而见结代脉，而能尽终其天年；有些人平素即见反关脉，至老不变；有些人尺脉长而和缓，得以寿登大耋。凡此种种，均须详询平素脉象情况，切不可妄断为病脉而投药剂。张寿颐《脉学正义》说得好："常人脉象，各随其人体质定，禀赋不同，脉形自异……尤不能有一定之准则，而确分其界限。"先天禀赋与脉之关系，不可不究，不可不辨，明矣！

四、形体状态与脉

[典籍选录]

《中藏经》：长人脉长，短人脉短。

《察病指南》：人长则脉长，人短则脉短，人肥则脉沉（一云脉厚，一云脉细而实），人瘦则脉浮（一云脉急，一云脉大而长）。

《医宗必读》：肥盛之人，气居于表，六脉常常浮洪；瘦小之人，气敛于中，六脉常常沉数。

《脉诀汇辨》：肥盛之人，虽曰气居于表，浮洪者是其常也，然使肌肉过于坚厚，则其脉之来也，势将不能直达于皮肤之上，反欲重按乃见，若徒定浮洪易见之说，以轻手取之，则模糊细小，本脉竟不能测；瘦小之人，虽曰气敛于中，沉数者是其常也，然使肌肉过于浅薄，则其脉之来也，势将即呈于皮肤之间，反可浮取而知。

《四诊抉微》：张三锡曰：人肥白，脉多沉弱而濡或滑，以形盛气虚，多湿痰故耳；人黑瘦，脉多数疾或弦，以阴水不足，火常盛故耳。

《脉确》：凡人肥脉沉，人瘦脉浮，人长脉长，人短脉短，人大脉大，人小脉小，顺也；反此则为逆。

《脉如》：皮肤绷急者，脉多紧；宽松者，脉多缓也。

《医级》：瘦者，肌肉薄，其脉轻手可得，应如浮状；肥者，肌肉丰，其脉重按乃见，当如沉类。反者必病。

《医学入门》：肥人肉厚，脉宜沉结；瘦人肉薄，脉宜浮长。人形矮则脉宜短促，人形长则脉宜疏长。

《脉学正义》：肥人肌肉丰厚，故脉藏于里，其曰沉者，非真沉也；瘦人肌肉癯瘠，故脉显于表，其曰浮者，非真浮也。如肥人而浮，瘦人而沉，则反常矣。

[评按] 早在《内经》中就根据人的形态，对体质作了分类，如《灵枢·逆顺肥瘦》篇将体质区分为肥人、瘦人、肥瘦适中（端正敦厚）三种类型；《灵枢·卫气失常》篇又将肥人分为膏、脂、肉三型。各种类型的体质，在形态上自有区别，但对脉的征象未曾论及，后世医家对此作了不少补充和发挥，所谓"人肥脉沉，人瘦脉浮，人长脉长，人短脉短，人大脉大，人小脉小"，简明扼要地指出形体状态不同脉亦有异，这无疑在体质辨识的方法和指标上增添了内容，很切实用，我们应灵活掌握。

五、性情刚柔与脉

[典籍选录]

《中藏经》：性急则脉急，性缓则脉缓。

《备急千金要方》：凡人禀形，气有中适，有躁静，各各不同。气脉潮动，亦各随其性情，故一呼而脉再至，一吸而脉再至，呼吸定息之间复一至，合为五至，此为平和中适者也。

《医脉真经》：性急者脉疾，性缓者脉迟，性刚者脉躁，性静者脉和。凡此皆顺，顺则生也。

《脉语》：过于悲哀之人，其脉多短。

《医级》：性急之人，五至方为平脉；性缓之人，四至便作平看。

[评按] 情性即心理活动与体质关系的论述，由来已久。《灵枢·寿夭刚柔》篇着重讨论了人的体质有阴阳刚柔的区别，其中与情性有关者，所谓"人之生也，有刚有柔"是也。此乃指人的性格有刚直、柔和的不同。《灵枢·论勇》篇对勇与怯两种体质类型的精神面貌、外部特征与内在脏腑功能的关系等，进行了讨论。又《素问·血气形志篇》将形与志结合起来，提出了"五形志"的分类，即形乐志苦、形乐志乐、形苦志乐、形苦志苦、形数惊恐。凡此，均说明情性与体质关系至密。但《内经》在与此相关体质分类中，未曾涉及以脉象作为衡量的指标之一，这在后世医家的论述中得到了弥补。如上列"性急则脉急，性缓则脉缓"，"性刚者脉躁，性静者脉和"等名论，确是古人经验之总结，在判断体质类型中不无

裨益。

六、地区方域与脉

[**典籍选录**]

《脉语》：东夷之地，四时皆春，其气暄和，民脉多缓；南夷之地，四时皆夏，其气蒸炎，民脉多大；西夷之地，四时皆秋，其气清肃，民脉多劲；北夷之地，四时皆冬，其气凛冽，民脉多石。东南卑湿，其脉软缓，居于高巅，亦西北也；西北高燥，其脉刚劲，居于污泽，亦东南也。南人北脉，所禀必刚，北人南脉，所禀必柔，东西不同，可以类别。

《诊宗三昧》：江南之人，元气最薄，脉多不实……西北之人，惯拒风寒，素食煤火，外内坚固，所以脉多沉实……滇粤之人，恒受瘴热，惯食槟榔，表里疏豁，所以脉多微数，按之少实。

《医级》：北方之脉，强实者多；南方之脉，软弱者多。

《脉理会参》：东极气暄和，脉多缓；南极气蒸炎，脉多软；西极气清肃，脉多劲；北极气凛冽，脉多石。

[**评按**] 人生活在大自然中，自然环境特别是地区方域是造就不同体质的重要因素之一，《素问·异法方宜论》对此有深刻的论述，如说东方之域，其民"黑色疏理"；西方之域，其民"脂肥"；北方之域，其民"脏寒"；南方之域，其民"致理而赤色"。说明地理环境不同，人的体质亦有差异，这自然与气候、水土、饮食习惯等有密切关系。后世医家据此提出四方之人，其脉象各有特点，《脉理会参》综合诸家之说，

一言以蔽之曰：东人"脉多缓"，南人"脉多软"，西人"脉多劲"，北人"脉多石"。从而为体质的辨识方法和指标充实了内容，有着重要的实践意义。

七、生活优劣与脉

[典籍选录]

《医脉真经》：（脉）藜藿之躯与膏粱之躯不同，帛布之躯与纯棉之躯亦异。

《脉诀汇辨》：室女尼姑，濡弱者是其常也，或境遇优游，襟怀恬淡，脉来亦定冲和。

《诊宗三昧》：富贵人之脉与贫贱者之脉迥然不侔。贵显之脉，常清虚流利。富厚之脉，常和滑有神。贱者之脉，常浊壅多滞。贫者之脉，常蹇涩少神。

《脉学正义》：人之处境安乐者，性旷神怡，故脉宜流利而不宜坚实；人之处境困苦者，情志郁结，故脉宜结实而不宜浮虚。此亦体贴人情，确有至理。

[评按] 不同的生活条件对体质的形成有重要影响，其在脉象上的表现会有所差别。《医脉真经》认为脉象"藜藿之躯与膏粱之躯不同，帛布之躯与纯棉之躯亦异"，确是阅历有得之见。《诊宗三昧》还对富贵人与贫贱者之脉的不同表现，作了具体描述，《脉学正义》对此予以解读，值得借鉴。

随着现代人民生活水平的不断提高，饮食结构发生了重大改变，因此体质类型的分布，痰湿型和湿热型的比例明显增长，其在脉象上的表现亦有改变。如原先是气虚体质，脉象偏于虚弱，但由于生活条件的改善，体质随之增强，甚或因多食肥甘而导致体态肥胖，演变为痰湿体质，其脉象亦转为弦滑，这在临床上并不鲜见。因此体质与脉的关系，岂可忽哉！

最后需要讨论的是，脉诊作为体质辨识的重要方法和指标，其原理何在？《内经》云："心主脉"，"脉者血之府"；又说："肺朝百脉"，"气口何以独为五脏主？岐伯曰："胃者，水谷之海，六腑之大源也。五味入口，藏于胃以养五脏气，气口亦太阴也，是以五脏六腑之气味，皆出于胃，变见于气口。"又寸口脉寸关尺三部能反映相应脏腑的功能状况。《脉说》有谓："人之禀质，各有不同，而脉应之。如血气盛则脉盛，血气衰则脉衰，血气热则脉数，血气微则脉弱，血气平则脉和。"举凡这些，说明脉与内在脏腑和气血的功能活动息息相关，所谓"有诸内必形诸外"，而体质的形成，究其机理，亦与脏腑气血的生理结构和功能活动密不可分。由是观之，诊脉能识别体质，是有物质基础和客观依据的，值得我们重视。

体质转化论

王琦教授认为，体质是人体在先天禀赋和后天获得的基础上所形成的形态结构、生理功能和心理状态方面的综合的、相对稳定的固有特质。正由于个体体质是相对稳定而不是绝对不变的，因此不同体质类型可以相互转化，也可以通过适当的手段和方法，使原有的异常体质转化成正常体质。

一、阴阳学说是体质转化论的理论基础

阴阳学说是我国古代朴素的唯物辩证法理论。阴阳是对一切事物和现象矛盾双方的高度概括。古人将这一理论引入医学领域，用以说明人体组织结构、生理功能、病理变化，并指导疾病诊断和防治等，成为包括中医体质学说在内的理论基础和说理工具。

中医体质学说运用阴阳学说来区分人的体质类型，如《灵枢·阴阳二十五人》，以阴阳学说为理论基础，结合五行学说，将人体归纳为金、木、火、土、水五种不同的体质类型，然后根据五音太少，阴阳属性，以及手足三阳经的左右上下，气血

多少之差异，又将每一类型演绎为五类，而成五五二十五种体质类型；《灵枢·通天》根据人群间阴阳量的不同，将体质分为多阴而无阳的太阴之人，多阴少阳的少阴之人，多阳而少阴的太阳之人，多阳少阴的少阳之人和阴阳气和的阴阳平和之人等五种类型；《灵枢·寿夭刚柔》以性格刚柔来划分人的体质类型，尝谓"人之生也，有刚有柔，有强有弱，有阴有阳"。刚为阳，柔为阴，强为阳，弱为阴，故文中所说的"有阴有阳"，无疑是性格刚柔分类的着眼点。举凡这些，充分说明《内经》的体质分类，均贯穿着阴阳学说，并以阴阳作为区分不同体质的纲领。

这里尤其值得指出的，阴阳相互转化的理论，是阴阳学说的核心内容之一。《素问·阴阳应象大论》说："重阴必阳，重阳必阴"；"寒极生热，热极生寒"。《素问·六元正纪大论》又说："动复则静，阳极反阴"。指出了阴阳对立的双方，均可向与自己相反的方向转化，说得更明白些，阴阳这对矛盾在一定条件下可以向着它的对立方面所处的地位转化，阳转为阴，阴转为阳，这是自然界一切事物都具有的普遍现象。就人的体质而言，正常体质（平和质）是体内阴阳处于相对平衡的状态，异常体质是体内阴阳有所偏颇，按"阳阳转化"的理论，不同的体质在一定条件下是可以相互转化的，即正常质可以转变为异常质，而异常质同样可以以转变为正常质。在这过程中"条件"起着主导作用，是体质转化的决定因素和物质基础。

二、体质转化的条件和因素

如前所述，人的体质是可以转化的，但必须具备转化的条件和因素。笔者认为，促使体质转化的因素主要有以下几个方面。

1. 年龄因素

《素问·上古天真论》对人体的生长发育和衰老过程，有明确的年龄段，即不同层次的年龄，人体的组织结构和生理功能有所差别。如小儿脏腑柔嫩，气血未充，古人称其为"稚阴稚阳"之体（一说为"纯阳之体"），随着年龄的增长，其结构和机能特别是肾的功能逐渐发生变化，使人体不断得到发育成长；至年老阶段，人体的结构不断老化，机能日益衰退。可见在整个生命活动过程中，人的体质因年龄而处于动态变化状态。当然这种变化一般是属于正常的生理现象。但有些人由于不注意因年龄变化的调适和保养方法，致使体质发生了异常改变，如婴幼儿因先天不足，加上后天营养不良，影响发育，会出现五迟、五软的虚弱体质；中年人由于劳累过度，或精神压力过大，也可以使原有的正常质转变为气郁质或虚弱体质。相反，老年人一般体质衰退，但也有因重视保养，特别是注意体育锻炼和饮食起居方面的调适，故能保持精力充沛，体格壮强，享受健康长寿之乐。此外，临床上常见儿童过敏体质（多由遗传而来），易发湿疹，哮喘，随着年龄的增长，发育成熟，过敏体质可转化为正常体质。

2. 心理因素

《素问·举痛论》说："怒则气上，喜则气缓，悲则气消，恐则气下……思则气结。"指出了不良的情志活动，会使人体气机升降失常，其对体质的影响不言而喻。"笑一笑，十年少；愁一愁，白了头"，形象地说明了情志对人体健康的影响。在现实生活中，不难看到有些人由于长期情志抑郁不舒，由正常质转变为气郁质。特别是原先经济富裕或者地位显赫的人，因突发事件致经济亏空，或犯法进入牢房，短期内可使体质由强转弱，甚至几日之间朱颜变为白头，精神萎靡，这就是《素问·疏五过论》所说的"尝贵后贱"而致"脱营"；"尝富后贫"而致"失精"。张景岳注解说："营者，阴气也。营行脉中，心之所主，心志不舒则血无以生，脉日以竭，故为脱营"；"尝富后贫者，忧煎日切，奉养日廉，故其五脏之精，日加消散，是为失精"。又《内经》根据人类的心理特征对体质所作的刚与柔、勇与怯不同分类，也不是一成不变的。如有些人生性懦怯，胆小怕事，但经过劳动和体育锻炼，或扩大社交，经风雨，见世面，会使性格由柔转刚，怯人亦可转变为勇士，这是屡见不鲜的事实。

3. 环境因素

《素问·异法方宜论》精辟地指出了由于人生活的地区方域不同，其体质亦有差异，如东方之域，"其民皆黑色疏理"；西方之域，其民"脂肥"；北方之域，其民"脏寒"；南方之域，"其民皆致理而赤色"。这些都是因居地的气候、饮食习惯等对体质的影响而造成的。但随着生活的地理环境的改变，原有的体质亦会发生转化。如 20 世纪六七十年代，不少支边知识青年因移地而居，由于自然环境和生活条件的改变，原来的体质也随之发生变化，这种情况当时不在少数。

4. 饮食起居因素

《素问·上古天真论》批评了"以酒为浆，以妄为常，醉以入房"的不良生活习惯，认为其对体质影响至巨，可使人精气欲竭，真元耗散，"故半百而衰也"。相反，如果做到"食饮有节，起居有常，不妄作劳"，能使"形与神俱"，永葆健康体质，"而尽终其天年，度百岁乃去"。明白这些道理，对于体质的调适，特别是防止其向不良的体质类型转变，有着重要的现实意义。

5. 体育锻炼因素

《素问·上古天真论》提出"和于术数"。和，乃调和之意；术数，是指修身养性之法，体育锻炼自然包括其中。汉代名医华佗创造的"五禽戏"，其弟子吴普按法施行之，"年九十余，耳目聪明，齿牙完坚"。这是通过体育锻炼达到增强体质、抗老防衰的典型例子。现代盛行的太极拳、武术、跳舞、慢跑、步行等各种体育锻炼方法，确使不少人的体质由弱转强，值得大力提倡。

6. 疾病因素

疾病对体质影响很大，临床每见罹患疾病尤其是久病之后，使体质发生了明显变化，呈现气虚质、阳虚质、阴虚质等虚弱体质，或久病入络，出现血瘀质，或几种体质类型兼而有之，变成复合体质。笔者曾遇到一位原先体质强壮、生龙活虎的青年，自从罹患重症肝炎之后，体质一蹶不振，终日愁眉苦脸，情绪低落，抑郁寡欢，演变为气郁质。由此可见，重视疾病因素对体质的影响，是临床至关重要的问题。

7. 方药调治因素

通过"辨体论治"，调整异常体质，也是促使体质转化的不可缺少的方法。如20世纪70年代，笔者在从事慢性阻塞性肺疾病的防治研究中，深感对一些过敏体质哮喘时发者，在发作的间歇期，采用河车粉、河车大造丸、金匮肾气丸等辨体施治的方药，使过敏体质转化为正常体质，也不是不可能的。

三、运用"治未病"理论和方法干预体质的转化

"圣人不治已病治未病"，成书于两千多年前的《黄帝内经》就明确提出了"治未病"的主张，昭示了"防重于治"的医学思想，并有一套较完整的理论体系。后世医家对此有重大发挥，如朱丹溪说："与其救疗于有疾之后，不若摄养于无疾之先，盖疾成而后药者，徒劳而已。是故已病而不治，所以为医家之法；未病而先治，所以明摄生之理。夫如是则思患而预防者，何患之有哉！"这些"治未病"的名论，对于体质转化的干预，有重要指导作用。

异常体质与疾病不能划等号，它并不意味着疾病已经发生和显露，但大多存在着潜在的病理变化或已有隐匿性的病证。

从预防医学角度来说，应对异常体质及早予以干预，使之向正常体质转化，以防止疾病的发生，这无疑是"未病先防"的重要内容之一。

笔者认为，当前"治未病"的重点应放在"亚健康"人群。所谓"亚健康"是指介于健康与疾病之间的中间状态，被人称之为"第三状态"。据有人调查统计，在"亚健康"人群中，平和质比率为35.3%，低于普通人群的52.6%，以体质偏颇人群为主，其中气虚质、阴虚质、痰湿质、阳虚质为主要类型。该统计结果说明"亚健康"状态的人群，与中医体质分类存在着相关性。因此运用中医"治未病"方法对"亚健康"人群体质偏颇进行干预，会改善体质状态，这是一个很有意义的课题。

问题是怎样干预？关键是应针对上述体质转化的条件和因素，采取相应的养生保健方法，如注意饮食起居调节、重视心理疏导、加强体育锻炼、顺应自然环境和提倡有病早治等，促使异常体质向正常体质转化，以免疾病的发生，或将疾病消灭于萌芽状态。至于干预的具体措施和方法，应本着"辨体论治"和"因人制宜"的原则，灵活掌握应用。如对气郁质的干预，除心理疏导外，给予适当的方药如越鞠丸、逍遥散调治，也有益处。

总之，以"体质转化论"指导异常体质的调治，前景广阔，意义重大，应引起足够的重视。

辨体明理论

中华中医药学会于 2009 年 4 月颁布了由王琦教授及其团队制订的《中医体质分类与判定》标准，成为我国第一部指导和规范中医体质研究及应用的文件，从而使中医体质学的推广应用进入里程性的阶段，成就极其卓著。但也不能不看到，在掌握体质分类与判定标准时，各地尚存在着一些不够明确之处，于是不同程度地影响其更好、更准确地推广应用。为此，笔者不揣谫陋，特就体质辨识中几个比较关键的问题，提出窥管之见，希冀有助于明白体质分类及其辨识的道理，更好地指导临床实践。

一、辨体须明不同体质形成之理，方能从根本着手进行干预

体质的形成，有着不同的因素，主要可归纳为以下几个方面：

1. 先天因素

即"禀赋""禀性""质禀"。体质九分法中"特禀体质"与此关系最为密切。《灵枢·决气》尝谓："两神相搏，合而成形，常先身生，是谓精。"吴懋先注释说："两神者，一本于天一之精，一生于水谷之精，两神相搏，合而成此形也。"《灵枢·天年》更明确指出："人之始生，以母为基，以父为楯。"于此可见，人之所由生，必禀受先天父母之"精"，因此父母的健康状况与子女体质的关系至密。即就特禀体质而言，其成因常"由于先天禀赋不足和禀赋遗传等因素造成的一种特殊体质，包括先天性、遗传性的生理缺陷与疾病，过敏性反应等。"实践也证明，过敏性疾病如支气管哮喘、过敏性鼻炎等患者，常有家族史，与父母等上代直系亲属的遗传有很大的关系。还有小儿的"五迟""五软"，往往由于先天不足而影响发育，以致体质异于常人。

2. 年龄

《灵枢·天年》谓："人生十岁，五脏始定，血气已通，其气在下，故好走。二十岁，血气始盛，肌肉方长，故好趋。三十岁，五脏大定，肌肉坚固，血脉盛满，故好步。四十岁，五脏六腑十二经脉皆大盛以平定，腠理始疏，荣华颓落，发颇颁白，平盛不摇，故好坐。五十岁，肝气始衰，肝叶始薄，胆汁始灭，目始不明。六十岁，心气始衰，善忧悲，血气懈惰，故好卧。七十岁，脾气虚，皮肤枯。八十岁，肺气衰，魄离，故言善误。九十岁，肾气焦，四脏经脉空虚。百岁，五脏皆虚，神气皆去，形骸独居而终矣。"《素问·上古天真论》亦有类似的论述。说明人体随着年龄的增长，由生长发育而壮盛，由壮盛而转向衰老，在这过程中，人体的形态结构，生理机能、心理和行为状态随之变化，其体质特征也有所改变。如小儿因脏腑柔弱，气血未充，肌肤娇嫩，故被称为"稚阴稚阳"之体；老人因脏腑功能衰退，气血津液虚亏，因此常呈现虚弱状态，其中"气虚体质""阳虚体质""阴虚体质"比较多见。

3. 性别

妇女在生理上有月经、胎孕、产褥、哺乳等特点，常消耗血液，故机体相对地容易处于血分不足气分有余的状态。《灵枢·五音五味》说："妇人之生，有余于气，不足于血，以其数脱血也。"所谓"妇女以血为本"，正是说明妇女在体质上有其特殊性，有别于男子。又妇女在心理活动上，易多愁善感，情怀抑郁，故"气郁体质"较为多见，中医所谓"妇人以肝为先天"，其义显然也包含妇女的体质特征。

4. 自然环境与生活条件

《素问·异法方宜论》论述了居处在各个地区的人民，由于受不同的自然环境和生活条件的影响，以致人体出现不同的体质特征。如东方之域，"其民皆黑色疏理"；西方之域，"其民华实而脂肥"；北方之域，"其民脏寒"；南方之域，"其民皆致理而赤色"，这显然因各地区的自然环境、生活条件等不同所造成的。再如饮食的优劣、偏嗜等，对体质亦有影响，如高粱厚味，多见痰湿或湿热体质；嗜食辛辣炙煿者，易致阳热偏旺等。

5. 精神因素

《素问·举痛论》说："怒则气上，喜则气缓，悲则气消，恐则气下……思则气结。"指出了不良的情志活动，会使人体气机升降失常，其对体质的影响不言而喻。"笑一笑，十年少，愁一愁，白了头"，形象地说明了情志对人体健康的影响。在现实生活中，不难看到有些人由于长期情志抑郁不舒，由平和体质转变为气郁体质。特别是原先经济富裕或者地位显赫的人，因突发事件致经济亏空，或犯法进入牢房，短期内可使体质由强转弱，甚至几日之间朱颜变为白头，精神萎靡不振。

6. 疾病

疾病可改变人的体质，如大病久病之后，由于气血津液的耗损，会使体质长期处于虚弱状态，多见"气虚体质""阳虚体质""阴虚体质"；或"久病入络"，导致体内有血运不畅、瘀血留滞的潜在倾向，且处于相对稳定状态，从而出现"血瘀体质"。《伤寒论》所谓"汗家""亡血家"，其"家"字即针对这些人体质状态而言。

明白体质形成的道理，这无疑有利于识别体质的类型，有助于采取根本性的措施进行干预。如"特禀体质"的调理，应重视先天之本，即以"从肾论治"为主，同时本着"先天生后天，后天济先天"的理论，也要兼顾脾胃。如对过敏体质引起的支气管哮喘、过敏性鼻炎等疾病，在其发作缓解期，大多注重补脾、补肾或脾肾双补以改善其体质，方如肾气丸、七味都气丸、玉屏风散等。

二、辨体须明体质分别类型之理，方能有的放矢地加以调整

王琦教授提出"体质九分法"，即将人群中体质分为平和体质、气虚体质、阳虚体质、阴虚体质、痰湿体质、湿热体质、气郁体质、血瘀体质和特禀体质九个类型，各型有其判定标准。以痰湿体质为例，其判定标准是，总体特征：以体型肥胖、腹部肥满、口黏苔腻等痰湿表现为主要特征；形体特征：体形肥胖、腹部肥满松软；常见表现：面部皮肤油脂较多，多汗且黏，胸闷，痰多，口黏腻或甜，喜食肥甘甜黏，苔腻，脉滑；心理特征：性格偏温和、稳重、多善于忍耐；发病倾向：易患消渴、中风、胸痹等病；对外界环境适应能力：对梅雨季节及湿重环境适应能力差。这种判断指标涉及到形体、心理、行为等方面的诸多表现，并指出其发病倾向性和对外界环境适应能力等，诚属比较完整、周密，颇切合实际。但值得指出的，判定九种体质类型的标准，目前大多处于整体宏观状态。至于形态结构、生理机能和心理状态等微观变化及其定性定量的特异性实验指标，还有待进一步探索和研究，这不是轻而易举的事，需要付出极大的努力。这里有必要强调指出的是，中医传统的诊断方法，包括望、闻、问、切四诊，在判定体质类型指标上，还有不少潜力可挖。以脉诊为例，笔者曾对古代文献中关于体质与脉象的关系，作了较深入的发掘、整理与研

究，这在前文论体质与脉中已经阐述。

明白体质分类的道理，这无疑有利于有的放矢地予以调整。以"气郁体质"为例，笔者认为当以越鞠丸、逍遥散较为合适。如有报道应用越鞠丸治疗中学生精神失调（神志抑郁）72例，总有效率达94.4%。当然，对于气郁体质的调治，药物仅是起辅助作用，主要还得怡情悦志，调整其心理状态，所谓"心病需要心药疗"，即此意也。就逍遥散而言，本方虽宜于气郁体质，但服药者若不重视心情调节，徒守药饵，恐无多大益处。"药逍遥人不逍遥，亦属无功"，此之谓也。又如气虚体质，在儿童多因先天与后天不足使然，而后天脾胃虚弱更是主要因素，因此对儿童气虚体质的干预，应着重调理脾胃。著名中医学家岳美中曾介绍一个案例：

戈某，女性，12岁。因其母体弱多病，晚生此女，先天不足，累及后天，从襁褓时发育不够好，直到现在，身矮肌瘦，稍一动作即感劳累气短，懒于玩耍，且目力非常衰弱，一读书写字，不超过10分钟，即感觉目抽而痛，因之休学。在沪治疗一个时期，无效，于1973年11月初来北京就诊。切其脉虚软，舌淡，面色㿠白，目白睛过白，大便有时不成条，食极少，每顿不过半两许。认为是脾胃不足，并无其他疾患。为治疗这种功能衰退，用资生丸以培养后天之本。

处方：人参45g，茯苓30g，白术45g，山药30g，薏苡仁22.5g，莲子肉30g，芡实22.5g，甘草15g，陈皮30g，麦芽30g，神曲30g，白豆蔻12g，桔梗15g，藿香15g，川黄连6g，砂仁22.5g，白扁豆22.5g，山楂22.5g。

此方原为丸剂，嫌蜜丸稍碍消化，改作煎剂用。共为粗末，每次6g，煎2次合在一处，午、晚饭后1小时左右各服1次。服20天后，即食量大增，一个月后每餐可进三两，面色红润，精神焕发，喜玩乐动，目力亦见强，能看书写字持续半小时以上。其它各类体质的调治，同样需要根据"辨体论治"的原则，针对性给予处方遣药，这样才能收到较好的效果。

三、辨体须明体质可变可调之理，方能促其向平和体质转化

"阴阳平衡"和"阴阳转化"理论是阴阳学说的基本内容。就人的体质而言，正常体质（平和体质）是体内阴阳处于相对平衡的状态，异常体质是体内阴阳有所偏颇。同时，不同体质在一定条件下是可以相互转化的，如正常体质可以转变为异常体质，而异常体质同样可以转变为正常体质。有个例子很能说明问题：新中国成立初期，不少南下干部不服当地"水土"，加上饮食结构的改变，对新的环境很不适应，以致体质发生了明显变化，甚或出现湿热体质，但随着时间的推移，逐渐适应于新的环境，体质亦恢复正常。的确，在这过程中"条件"起着主导作用，是体质转化的决定因素和物质基础。

明白体质可变可调的道理，有利于我们运用"治未病"的理论，采取相应的养生保健方法，如注意饮食起居调节、重视心理疏导、加强体育锻炼、顺应自然环境和提倡有病早治等，促使异常体质向正常体质转化，以免疾病的发生，或将疾病消灭于萌芽状态。至于干预的具体措施和方法，应本着"辨

体论治"和"因人制宜"的原则，灵活掌握应用。

四、辨体须明兼夹复合体质之理，方能主次兼顾地给予处置

由于体质形成因素的多样性和复杂性，以及体质的可变性，因此在异常体质人群中，兼夹体质较为常见。有研究显示：中国一般人群中 1/3 属于平和体质，约 2/3 为偏颇体质。2/3 偏颇体质中，同时具备二种或二种以上的偏颇体质特征，即兼夹体质普遍存在于广大人群中。尤其值得关注的是，目前还缺乏对兼夹体质的判定标准，这无疑给辨识带来一定困难，亟待我们在这方面作出更大的努力，取得更多的成果，以期"为临床提供一种简单、有效、直观的兼夹体质评定方法，以综合评价兼夹体质"，这是摆在我们面前一个富有意义的重要课题。

明白兼夹体质客观存在的道理，使我们对这类异常体质调治的复杂性有足够的认识。笔者认为，首先应辨别兼夹体质究竟以何者为主何者为次，从而采取主次兼顾或先主后次等调治方法。同时还应运用中医基本理论，灵活地进行调治，如对气郁体质兼夹痰湿体质，当根据"气行则湿行""气化则痰化"的理论与实践经验，其调治方法，应重点放在行气解郁上，上述越鞠丸洵为良药，方中香附为气中之血药，川芎系血中之气药，功擅理气解郁，并配伍苍术、神曲运脾化湿，以杜痰湿之源，对气郁兼夹痰湿体质可谓两全其美。又如对气虚兼夹血瘀的复合体质，须知"气为血帅"，气虚则血运无力，势必加重

血瘀，因此调治重点应放在补气上，《医林改错》补阳还五汤不失是调治这种复合体质的妙方，原方黄芪剂量特重（四两），意在健脾益气为主，配合桃仁、红花、当归尾、川芎等活血化瘀之品，故对这类复合体质，堪称切中肯綮，可收良效。

总之，辨体必须明理，惟明理才能识别不同的体质类型；惟明理才能针对不同体质施以相应的调治方法。题名《辨体明理论》，殆此意也。

体质辨惑论

中医体质学说的发掘、整理与研究，已走过 30 余年不寻常的历程，在几代人的共同努力下，无论在文献整理、基础研究、标准化探讨，还是推广应用等方面，均取得了卓著的成绩，为世人所瞩目。但也不能不看到，目前对中医体质学说的概念和内涵等，还存在着一些疑惑不解或模糊不清之处，如果不处理和解决好这些问题，势必影响体质学说的进一步研究和应用，为此，特就以下几个疑惑问题，提出窥管之见，以供参考。

一、气质与体质

众所周知，国际上也有体质（气质）分类的理论和方法，但其分类法大多偏重于"气质"的描述。何谓"气质"？《辞海》是这样解释的："心理学名词。人的个性心理特征的组成部分之一。在进行心理活动时或在行为方式上表现出来的强度、速度、稳定性和灵活性等动态性的心理特征。既表现在情绪产生的快慢、情绪体验的强弱、情绪状态的稳定性及情绪变化的幅度上；也表现在行为动作和言语的速度和灵活性上。决定人的气质，既有遗传素质的因素，但更重要的是人的教育和社会生活的影响。"由此可见，气质主要是指个体的"心理特征"。以希波克拉底体液分类法为例，如多血质人的特征是性格外向，好动，思维敏捷，情绪容易外露；黏液质人的特征是情绪稳定，有耐心，自信心强，等。其偏重于心理特征的描述，显而易见。再看中医体质学说，早在《内经》中就有阴阳二十五人、阴阳五态之人、勇与怯、刚与柔、形志苦乐、肥与瘦和地区方域差异等体质分类方法。其在"形神合一"的整体观念指导下，各种体质类型特征，既有心理上的，也有形体和行为上的。以阴阳五态之人为例，如少阴之人，其生理结构特征是小胃而大肠，六腑不调，其阳明脉小，而太阳脉大；其心理特征是小贪而贼心，见人有亡，常若有得，好伤好害，见人有荣，乃反愠怒，心疾而无恩；其行为特征是清然，窃然，固以阴贼，立而躁险，行而似伏。虽文字表述比较晦涩，但"形神合一"则跃然纸上。王琦教授提出的体质九分法（平和质、阴虚质、阳虚质、气虚质、血瘀质、痰湿质、湿热质、气郁质、特禀质），秉承了"形神合一"的理论，各种体质类型的特征、形体状态、生理机能与心理活动等兼而有之。如对痰湿体质，朱燕波阐发说："其形态结构表现多为形体肥胖，腹部肥满松软；生理机能多见皮肤出油较多，多汗，汗黏，眼泡轻微浮肿，容易困倦等；心理特点以温和稳重多见；在反应状态上对梅雨季节、潮湿环境适应能力较差。"涵盖了形体状态、心理特征、生理机能和对外界环境的反应性等诸多方面。

综观上述，气质与体质的内涵同中有异，体质的涵盖面更广、更全面，显然中医体质学说较之西医气质学说更胜一筹，更切合实际。

二、异常体质与疾病

异常体质或称偏颇体质，是相对于平和体质而言的。对于异常体质与疾病的界限，目前看法不尽一致。有认为异常体质即是病态；也有认为异常体质常查不出实质性的病变，与疾病不能同日而语，两者在量与质上有很大不同。笔者的看法是，异常体质虽不意味着已处于疾病状态，未可轻易与疾病划等号，但从临床实际来看，异常体质者也有可能存在着潜在的轻微病理变化，还不足以构成疾病，从某种意义来说，其与现代医学所称的"亚健康"状态有相似之处。所谓"亚健康"，是指介于健康与疾病之间的中间状态，被人称之为"第三状态"。这类人群，体质往往偏颇，容易罹患疾病甚至危重病证。因此对于异常体质的人群，应运用"治未病"理论与方法予以干预，防止疾病的发生，或将疾病消灭于萌芽状态，这点必须引起足够的重视。

三、从体质的形成过程澄清某些模糊认识

王琦教授认为，体质是人体在先天和后天获得的基础上形成的形态结构、生理功能和心理状态方面的综合的、相对稳定的固有特质。不难理解，个体体质的形成，需要一个较长的过

程，而且具有相对稳定性，对此笔者也有一个认识的过程。20世纪70年代，我在撰写一篇有关中医体质学说论文时，其中举了疮疡的例子，写道："若疮疡已溃，排脓较多，患者体质由强转弱，随着矛盾的转化，治疗当侧重扶正固本，以增强体质，促进疮口愈合。"现在看来，以这个例子印证体质与治疗的关系，显然是不恰当的。这是因为疾病过程中出现暂时性的体质改变，与平素相对稳定的固有体质有着本质的不同，不能等量齐观，同日而语，否则就混淆了中医体质学说中"体质"的特定概念。类似的例子还可举出一些，如有些人临时移地而居，因水土不服，可出现过敏反应的现象，这是由于客观环境的改变造成的，不能贸然断其为"特禀质"。

总而言之，暂时性的体质改变，与固有体质的界限一定要分辨清楚，这样才能合理、准确地运用体质学说指导临床治疗。

四、辨证施治与辨体施治如何有机结合

要搞清"辨体施治"与"辨证施治"之间的关系，首先得从"证"的形成与体质之间关系说起。《医宗金鉴》说："人感受邪气虽一，因其形脏不同，或从寒化，或从热化，或从虚化，或从实化，故多端不齐也。"章虚谷说："六气之邪，有阴阳不同，其伤人也，又随人身之阴阳强弱变化而为病。"这种"病之阴阳，因人而变"，"邪气因人而化"的观点是中医发病学和病理学极为重视的。证诸临床，同样感受寒邪，有的出现发热恶寒，头痛，脉浮的太阳表证，有的则迅即出现但

恶寒，四肢厥冷，下利清谷，精神萎靡，脉沉细的直中三阴证，主要原因就在于前者平素体质尚强，正气能御邪于肌表；后者多为平素阳气虚衰，正不胜邪，以致寒邪长驱直入，顿陷三阴。又如，同样是黄疸病，临床有"阳黄""阴黄"之分，这固然与感受病邪性质有关，但更主要的，还是取决于患者的体质状况，前者多见于阳热之体，后者则多见于阴寒之质。由是观之，在"证"的形成过程中，体质因素往往起重要作用，换言之，体质是"证"的重要物质基础，是形成"证"的基本条件之一。也许有人会问："证"与"体质"的关系既然如此密切，那么"辨证施治"是否已包括了"辨体施治"？笔者以为，"证"与"体质"固然密切相关，但两者毕竟有着本质上的区别，诚如我们在《中医体质学》中所说："体质的特征是在功能和形态上具有相对的稳定性，属于生理范畴，本身并不构成疾病。证是在某一特定情况下，身体某些明显的易变的病理特征，属于病理范畴，是暂时性，痊愈后就会消失。辨证是为认清疾病的性质而设的，体质显然和证有着本质上的区别，不可混为一谈。如果把体质和病证等同起来，体质也就失去了它本来的特定含义。"基于此，应该说"辨证施治"与"辨体施治"在运用时亦有很大的不同，具体体现在前者是疾病过程中的主要治疗方法，有特定的时间性；后者既可贯串在疾病治疗过程与辨证施治有机配合，也适用于平时的长期调治，特别是应与"治未病"紧密挂钩。笔者的临床经验认为，在疾病过程中应以治"证"为主，但也不能忽视"因人制宜"，即根据患者的平素体质，适当地兼顾调"体"，标本兼治，有利于疾病的康复；平时尤其是冬令进补时节，应着重调理体质，以防止和减少疾病的发生和复发。标本缓急有别，主次先后有异，这是临床必须遵循的法则。更值得一提的是，强调"辨证施治"与"辨体施治"有机结合，这对于丰富中医诊疗体系，提高临床防治效果，无疑有着重要的实践意义。

五、体质九分法为何未列"血虚质"

这的确是一个棘手的问题。笔者个人不成熟的看法是：尽管中医所说的"血虚"与西医的"贫血"不能等同，但也不可否认两者有诸多雷同之处，不少"血虚"的人可通过现代理化检查发现病理变化，如血液常规检查提示血红蛋白、红细胞计数，或白细胞计数，或血小板计数减少，甚至全血减少，表明已处于疾病状态，显然与中医"体质"的特定概念不相符合，所以体质九分法中未列入"血虚质"，确是经过深思熟虑的。当然，目前的体质分类法不能说尽善尽美，还有待在实践中不断提高和完善，使之更科学、更全面、更准确地反映机体的体质情况，进一步指导和适应临床实践。

体质调理论

　　中华中医药学会 2009 年颁布的《中医体质分类与判定》，是我国首部指导和规范中医体质研究及应用的文件。该文件将体质分为九种类型，即平和质、气虚质、阳虚质、阴虚质、痰湿质、湿热质、血瘀质、气郁质和特禀质。各种体质包含辨识指征、发病倾向、对外界环境适应能力和调节方法等，堪称抓住要领，实践证明有较高的学术和应用价值，当然还有待进一步提高和完善。例如对于体质的调理，更有必要充实内容，以适应临床和社会的需求。诚然，体质调理涉及养生保健诸多方面，其中药物调理乃是重要的举措。本文根据体质"九分法"，结合自己的临床经验，不揣谫陋，提出各种体质的调理方药如下，以供同道参考。

一、体质调理方药经验

1. 平和质

　　这种体质，人体阴阳处于相对平衡状态，即《内经》所谓"阴平阳秘，精神乃治"。这类人群，是否还需要调理？笔者认为基于体质的可变性，平和质在某些条件影响下，也可转变为偏颇体质，因此采取适当方药进行调理，巩固原有的正常体质，防止向异常体质转化，也应属于"治未病"的范畴。通过调理，还可以收到抗老防衰，延年益寿的效果，何乐而不为。

笔者的经验，所用方药当以调补阴阳气血为主，三才汤不失是较为有效的方剂。

三才汤：吴鞠通《温病条辨》方。由人参、地黄、天冬三药组成，分别代表天、地、人三才，故称"三才汤"。吴氏原治暑温日久，气阴两伤之证。因其具有补益气阴的作用，故移用于平和质的调理，亦颇为适合。试观现代有些保健成药，如"青春宝"，该三药即是主要成分。

2. 气虚质

这类体质临床较为多见，其调理方法当以健脾补气为主。盖脾为气血生化之源，乃"后天之本"，通过补脾，可促进机体对营养物质的消化和吸收，气血生化由是而充足，从而达到补气的目的，纠正机体"气虚"的状态。一般选用四君子汤、补中益气汤。

笔者自拟方：党参15g，炒白术9g，黄芪15g，陈皮6g，茯苓9g，怀山药15g，炙甘草6g。

本方系四君子汤合参苓白术散化裁而成，功能健脾益气，临床使用对气虚体质有较好效果。

3. 阳虚质

其调理方法当以温补肾阳为主。因肾为元阳之源，五脏六腑之阳概禀于此。因此通过补益肾阳，可达到温煦全身阳气，推动脏腑生理功能的作用，以纠正阳气偏虚状态。一般选用金匮肾气丸、右归丸。

笔者自拟方：熟地黄 15g、怀山药 15g、萸肉 9g、枸杞子 12g、菟丝子 12g、杜仲 12g、鹿角霜 6g、仙灵脾 9g、炙甘草 6g。

本方系右归丸化裁而成，功能温补肾阳，临床使用对阳虚体质有较好的效果。

张景岳谓："善补阳者，必于阴中求阳，则阳得阴助而生化无穷。"上方虽偏重于补阳，但遵景岳之训，其组方原则是阴阳相须，刚柔相济，而达相反相成之功效。

4. 阴虚质

其调理方法当以滋养肾阴为主。因肾为元阴之源，五脏六腑之阴概禀于此。因此通过滋补肾阴，可达到滋养全身阴液，使脏腑得以濡润的作用，以纠正阴液偏虚状态。一般选用六味地黄、左归丸、大补阴丸。

笔者自拟方：生地黄 15g、怀山药 15g、萸肉 9g、菟丝子 9g、鹿角霜 9g、川石斛 9g、麦冬 9g、知母 6g、龟板 12g、女贞子 10g。

本方系六味地黄丸合大补阴丸化裁而成，功能滋养肾阴，临床使用对阴虚体质有较好的效果。

张景岳亦谓："善补阴者，必于阳中求阴，则阴得阳升而泉源不竭。"上方虽偏重于滋阴，也遵景岳之训，其组方原则同样是阴阳相须，刚柔相济，而达相反相成之功效。

5. 痰湿质

其调理方法当以化痰祛湿为主。因脾主运化，若脾失健运，就会积湿生痰，久而久之，而成痰湿体质。因此化痰祛湿当着重调理脾胃，斡旋中州。一般选用二陈汤、平胃散。

笔者自拟方：制苍术 9g、制川朴 6g、陈皮 6g、茯苓 9g、米仁 15g、泽泻 9g、制半夏 9g、焦山楂 12g（若身形肥胖者，可加干荷叶 9g）

本方系平胃散合二陈汤化裁而成，功能祛湿化痰，临床使用对痰湿体质有较好的效果。

6. 湿热质

其调理方法当以清化湿热为主。因湿乃黏腻之邪，湿与热合，如油入面，胶结难解。因此对于该类体质的调理，应仿叶天士"或透风于热外，或渗湿于热下，不与热相搏，势必孤矣"的名论，促使两邪分离，则湿热易化。同时还应区别湿与热之孰轻孰重，投以相应方药。一般选用藿朴夏苓汤（湿重）、连朴饮（热重）、甘露消毒丹（湿热并重）。

自拟方：茵陈 12g、滑石 10g、藿香 9g、米仁 15g、黄芩 9g、茯苓 9g、焦山栀 9g、干芦根 12g

本方系芳香化湿与淡渗利湿组合而成，着力导邪以出路，临床对湿热体质有较好的效果。

7. 血瘀质

其调理方法当以活血化瘀为主。一般选用桃红四物汤、丹参饮。

自拟方：生地黄 12g、赤芍药 9g、当归 9g、川芎 6g、桃仁 6g、红花 6g、丹参 15g、檀香 3g

本方系桃红四物汤合丹参饮化裁而成，功能行气活血化瘀。因气为血帅，血随气行，故对血瘀体质的调理，宜行气与活血并用。本方临床使用对血瘀体质有较好的效果。

8. 气郁质

其调理方法当以疏肝解郁为主。因肝主疏泄，木喜条达，气郁主要是指肝气郁结，故疏肝解郁是不易之法。一般选用柴胡疏肝散、越鞠丸、逍遥散。

自拟方：柴胡 6g、炒白芍 9g、枳壳 6g、川芎 5g、制香附 9g、合欢皮 12g、六神曲 9g、广郁金 9g、绿梅花 6g、炙甘草 5g。

本方系柴胡疏肝散合越鞠丸化裁而成，功能疏肝解郁，临床使用对气郁体质有一定效果。

9. 特禀质

其调理方法当以祛风抗敏、益气固本为主。因特禀体质多与遗传因素有关，易发过敏性疾病，因此扶正固本乃图本之治，"抗敏"是治标之法。一般选用玉屏风散、二至丸、过敏煎。

自拟方：黄芪 15g、炒白术 9g、防风 6g、制女贞子 12g、

旱莲草 12g、蝉衣 6g、乌梅 6g、银柴胡 6g、五味子 6g、炙甘草 6g（必要时可加紫河车 3g）

本方系玉屏风散、二至丸、过敏煎合化而成，功能补气益肾、祛风抗敏。值得说明的是，方中玉屏风散乃益气固表的经世名方；二至丸现代实验研究证明有调节免疫功能的作用；过敏煎是著名医家祝谌予治疗过敏性疾病的经验方，被誉称现代"经方"。三方合化，共奏益气、补肾、祛风之功能。临床使用对特禀体质有一定效果。笔者体会，该类体质调理颇为棘手，临床效果不够理想，今后需重点加以研究。

二、几点注意事项

1. 用药方法

首先，人的体质是相对固定的，一般不易改变，因此对于体质的调理，应采取缓缓图治的方法，不可操之过急，在处方用药上，贵在平和，尽量避免峻烈之品。因为偏颇体质毕竟与疾病特别是急症或危重病证有所不同，一般无需峻药救急。如阳虚体质的调理，桂、附等慓悍之类，以不用或少用为妥；其二用药剂量应小，不宜用重剂；其三可采取间歇服药的方法，如隔日服，或服一周后停一周再服。

2. 兼夹体质的调理

据文献报道，在偏颇体质人群中，同时具备两种或种以上的偏颇体质特征，即兼夹体质占相当的比例。对于兼夹体质究竟如何调理为妥？笔者认为，首先应辨清兼夹体质究竟以何者为主何者为次，从而采取主次兼顾或先主后次等调治方法，同时运用中医基本理论，灵活掌握为宜。如对气郁体质兼夹痰湿体质，当根据"气行则湿行""气化则痰化"的理论与实践经验，其调治方法，应重点放在行气解郁上，上述越鞠丸洵为良药，方中香附为气中之血药，川芎系血中之气药，功擅理气解郁，并配伍苍术、神曲运脾化湿，以杜痰湿之源，对气郁兼夹痰湿体质可谓两全其美。又如对气虚兼夹血瘀的复合体质，须知气虚则血运无力，势必加重血瘀，因此调治重点应放在补气上，《医林改错》补阳还五汤不失是调治这种复合体质的妙方，原方黄芪剂量特重（四两），意在健脾益气为主，配合桃仁、红花、当归尾、川芎等活血化瘀之品，故对这类复合体质，堪称切中肯綮，可收良效。这个问题在"辨体明理论"一文中有所述及，可前后互参。

3. 冬令进补与体质调理

民间有冬令进补的习俗，近年来十分风行，这为体质调理提供了极好的机会。因为冬令系封藏季节，自然界万物蛰藏，人体之精气亦应时固藏，此时进补，能最大程度地发挥作用。基于此，笔者以为对虚弱体质（含气虚质、阳虚质和阴虚质），趁机采取辨体施治，可收良效。其选用方药，个人经验当以三才汤（见上）为基本方，根据不同体质，灵活化裁。

4. 重视与其他养生方法结合

中医养生方法多种多样，这在《内经》中有不少记述。体质的调理，除了药物外，更需与其他养生方法结合运用，才能取得更好的效果，单依靠药物，未足恃也。例如"气郁体质"调理，主要还应注重心理上的调节，所谓"心病需要心药疗"，即此意也。"痰湿体质"调理，重点应提倡节饮食，少吃肥甘厚味，注意多锻炼；"阴虚体质"调理，朱丹溪有"阴常不足，阳常有余"的名论，谆谆告诫，切忌"徇情纵欲"，以免阴精耗损，自当留意；"气虚体质"调理，《内经》有"饮食自倍，肠胃乃伤""久卧伤气""劳则气耗"之明训，这对该类体质的调理，很有指导作用。诸如此类，不一而足。笔者在接受媒体采访时，曾对体质调理与养生提出"慎起居、节饮食、适寒温、勿过劳、怡情志、多动脑、勤锻炼"二十一字诀（载《杭州日报》2015年5月12日），可供参考。

论体质与延年益寿

体质的辨识与调理，近年来各地做了大量工作，积累了较为丰富的经验，但有关体质与寿命关系的报道，尚属罕见。其实，从生命科学的角度来分析，研究体质与寿命的关系，乃是一个极为重大的课题。兹论述如下：

一、研究体质应与"治未病"的理论和实践紧密结合

抗老防衰、延年益寿是人类千百年来共同关注和探讨的问题，就中医学来说，早在二千多年前的《黄帝内经》中，就明确提出了"圣人不治已病治未病"的观点。对于"治未病"内容，一般将其归纳为未病先防，既病防变和瘥后防复三大方面，其中"未病先防"是其核心内容。若问"治未病"的最高目标是什么？笔者认为应是抗老防衰、延年益寿。《素问·上古天真论》开宗明义指出："上古之人，春秋皆度百岁而动作不衰"，"今时之人，年半百而动作皆衰"。通过两者的对比，揭示了"摄生"对于抗老防衰，延年益寿的重要性，也就是说只有懂得"摄生"，并身体力行的人，才能达到"尽终

其天年，度百岁乃去"。"天年"即长寿，对长寿人的体质特点，《灵枢·天年》指出："五脏坚固，血脉和调，肌肉解利，皮肤致密，营卫之行，不失常度，呼吸微徐，气以度行，六腑化谷，津液布扬，各如其常，故能长久。"而短寿人的体质特点是，"五脏皆不坚，使道不长，空以外张，喘息暴疾，又卑基墙，薄脉少血，其肉不石，数中风寒，血气虚，脉不通，真邪相攻，乱而相引，故中寿而尽也"。明白地说明了寿命的长短，取决于体质的强弱。

这里有必要强调指出的是，体质研究应与当前广泛开展的"治未病"理论和实践紧密结合起来。如前所述，"治未病"的核心内容是"未病先防"，这无疑包括对偏颇体质的调理。这是因为偏颇体质虽不能与疾病划等号，但大多存在着潜在的病理变化或已有隐匿的病症。从预防医学角度来说，理应对偏颇体质及早予以干预，使之向平和体质转化，恢复心身健康，这不仅可预防疾病的发生，还能达到延年益寿的美好境界。由此可见，体质与"治未病"的研究，两者有着内在的联系，其抗老防衰，延年益寿的最高目标是一致的。

二、认识中医的衰老学说，从调理体质入手以达延年益寿

1. 衰老的原因及其相关理论

衰老的原因不外乎两大类，即生理性衰老和病理性衰老，两者往往互相影响，且与体质密不可分。中医对衰老原因的认

识，各家见仁见智，观点不一，其荦荦大者有三：

（1）肾衰说

其说肇始于《内经》。《素问·上古天真论》对男女的生命过程有精辟的记述，以男子为例，尝谓："丈夫八岁，肾气实，发长齿更；二八肾气盛，天癸至，精气溢泻，阴阳和，故能有子；三八肾气平均，筋骨劲强，故真牙生而长极；四八筋骨隆盛，肌肉满壮；五八肾气衰，发堕齿槁；六八阳气衰竭于上，面焦，发鬓颁白；七八肝气衰，筋不能动，天癸竭，精少，肾脏衰，形体皆极；八八则齿发去。"强调了肾气特别是先天精气的盛衰在人体生长、发育和衰老上所起的重要作用。众所周知，人的寿命长短与遗传因素（禀赋）不无关系，世界卫生组织分析影响人类寿命的原因，发现遗传因素占15%。按中医理论来分析，这是由于肾精中的"先天精气"禀受于父母的缘故，换句话说，子女肾精的盈亏在一定程度上是受父母影响的，诚如《灵枢·天年》说："人之始生……以母为基，以父为楯。"现代基因学说对其实质已有较深刻的认识。再者，中医所说的"命门"，与肾的关系至密，诚然历代医家对命门的部位虽有右肾、两肾和两肾之中的不同观点，但对其生理功能重要性的认识是基本一致的。命门者，性命之门也。《景岳全书·命门余义》解释说："命门有门户，为一身巩固之关"，"五脏之阴气非此不能滋；五脏之阳气非此不能发"。《类经附翼》又说："天之大宝，只此一丸红日；人之大宝，只此一息真阳。"命门与人的生、长、壮、老、已的关系，赵献可《医贯·内经十二官论》中有形象的比喻："余有一譬焉，譬之元宵之鳌山走马灯，拜者舞者飞者走者，无一不具，其中间唯是一火耳。火旺则动速，火微则动缓，火熄则寂然不动……夫既曰立命之门，火乃人身之至宝。"按赵氏的观点，人之衰老是因为命门"火微"之故。其将命门视为生命活动的原动力，跃然纸上。

笔者认为，肾衰如与体质联系起来认识，多属"阳虚体质"与"阴虚体质"。因为人体元阴元阳均源于肾，"肾为先天之本"，即此意也。

（2）脾虚说

《素问·经脉别论》说："饮入于胃，游溢精气，上输于脾，脾气散精，上归于肺，通调水道，下输膀胱，水津四布，五经并行。"《灵枢·决气》又说："中焦受气取汁变化而赤是谓血"。说明脾的功能是主运化，输布水谷精微，为气血生化之源，内则五脏六腑，外则四肢百骸，皆赖以养，始能发挥正常的生理作用，故有"后天之本"之称。金代医家李东垣秉承《内经》的旨意，对脾胃在维持人体生命活动上的重要性发挥得淋漓尽致，他提出了"人以胃气为本"的理论，认为"内伤脾胃，百病由生"，并从胃气与元气关系立论，认为元气衰则损其天年，即人会出现早衰或夭寿；反之，则长寿可知矣。

笔者认为，脾虚如与体质联系起来认识，多属"气虚体质"。因为脾胃乃人体气血生化之源，"脾为后天之本"，即指此而言。

值得指出的是，在决定寿夭上，先天与后天因素是相辅相成，并行不悖的。倪冲之在阐释《灵枢·天年》说："此篇论人之生死寿夭，皆本于少阴阳明也……得先后天之精气充足，然后形与神俱，度百岁乃去。"《景岳全书·先天后天论》说得好："以人之禀赋言，则先天强厚者多寿，先天薄弱者多夭；后天培养者，寿者更寿，后天斫削者，夭者更夭。"又说："两天俱得其全者，耆艾无疑也；先后俱失守者，夭促弗卜也。"《黄帝内经灵枢集注》亦云："人秉先天之气虚薄，而后天犹可资培……亦可延年益寿。"此即"先天生后天，后天济先天"之义。由是观之，衰老的原因，从藏象和体质角度来分析，其重点在于脾肾两脏功能的薄弱，即元阴元阳和中气的衰退。诚然在具体人的身上表现各有侧重，但两者往往是密切相关，互为因果的。

（3）郁滞说

此说也源于《内经》，经历代医家的不断发挥而渐趋完善，这是近年备受重视的一种学说。所谓"郁滞"，主要是指气血运行不畅，体内代谢和病理产物如瘀血、水湿、痰浊、宿食等壅积不能及时排泄。《素问·至真要大论》说："疏其血气，令其调达，而致和平。"清代医家姚止庵注释说："疏其壅塞，令上下无碍，血气通调，则寒热自和，阴阳调达矣。"张仲景《金匮要略》尝谓："若五脏元贞通畅，人即安和。"所谓元贞者，即五脏真元之气，亦即朱丹溪《格致余论》所说的"人之所藉以为生者，血与气也。"《医宗金鉴》阐发更为透彻："五脏真元之气，若通畅相生，虽有客气邪风，勿之能害，人自安和；如不通畅，则客气邪风乘隙而入，中人多死。"综观上述经旨,即是说只要五脏元真充实,气血通畅,抗病能力强,就能抵御外邪的侵袭,使人平安无恙,健康长寿。

元代朱丹溪传承《内经》和《金匮要略》上述理论,并作了很大发挥,他在《丹溪心法》中提出了"怫郁致病"的论述:"气血冲和,万病不生,一有怫郁,诸病生焉。故人身诸病,多生于郁。"并结合临床实际,详尽地分析了气、血、痰、湿、热、食"六郁"的病因病机和证治。戴元礼注释说:"郁者,结聚而不得发越也。当升者不得升,当降者不得降,当变化者不得变化也,此为传化失常,六郁之病见矣。"清代医家王孟英也深悟经旨,并着力予以阐发,认为人身气机贵于流动,一息不停,惟五气外侵,或七情内扰,气机窒塞,疾病乃生。其曰:"身中之气有愆有不愆,愆则留着而为病,不愆则气默运而潜消。"所谓"愆",即郁滞不通之意。从朱、王两家的观点不难看出,郁滞说不仅在发病学上有着重要地位,同时对养生保健、抗老防衰,特别是预防病理性衰老亦有重要的指导作用。这里尤其值得一提的是,当代国医大师颜德馨教授曾提出"生命在于流动",认为气血瘀滞是导致人体衰老的主要原因,这无疑是对中医衰老学说的充实和发挥,已引起人们广泛关注和重视。

笔者认为,郁滞如与体质联系起来认识,多属"气郁体质""血瘀体质"与"痰湿体质"。因为气机郁滞,能引起血行不畅,"血瘀"体质由是而作,"气行则血行""气滞则血滞"殆即此意;气机郁滞,则积湿生痰,"痰湿体质"所由来也，"气化则湿化""气行则痰行"，此之谓也。

2. 抗老防衰、延年益寿的对策

基于对衰老原因的认识，历代医家积累了许多行之有效的抗老防衰、延年益寿的措施和方法。首先，《内经》提出了有关摄生的原则性论述和告诫，后世遵循其旨，在不少著述特别是养生寿老如《彭祖摄生养性论》《养生论》《寿亲养老新书》《三元延寿参赞书》《寿域神方》《修龄要旨》《寿世保元》《遵生八笺》等书中，作了很大发挥和补充，形成了蔚为壮观的抗老防衰理论和方法，弥足珍贵，兹分四个方面加以叙述：

（1）饮食有节

《素问·上古天真论》提倡"食饮有节"，反对"以酒为浆"的不节饮食。《素问·痹论》也说："饮食自倍，肠胃乃伤。"陶隐居发挥说："五味偏多不益人，恐随脏腑成殃咎。"《灵枢·五味》又说："故谷不入，半日则气衰，一日则气少矣。"可见饮食过多过少，均能损伤脾气，"脾气伤则不能宣五谷味，而生气伤矣。"（张志聪语）老年人由于脾胃较弱，若饮食不节，更易损伤胃纳脾运的功能，促使进一步衰老，故朱丹溪《格致余论》专列"茹淡论"，主张宜少食肥甘厚味之品，多食"谷菽菜果，自然冲和之味"，"取其疏通而易化"。总之饮食贵在有节，不过饥过饱，不偏嗜，老年人以清淡易消化为宜，这对养生寿老至关重要，诚如《内经》有言："谨和五味，骨正筋柔，气血以流，腠理以密，如是则骨气以精，谨道如法，长有天命。"欲求长寿者，自当切记！世界卫生组织已明确将"合理膳食"作为实现健康长寿的第一关,我们理应从中医学中吸取其精华,并努力付诸实施。

(2) 起居有常

这也是《素问·上古天真论》明确提出来的,并批评"以妄为常"的不良生活习惯。"百病起于过用",劳累(包括体力和脑力劳动)太过或多逸少劳,都有损于体质,影响寿命,《内经》对此有精辟的论述,如《素问·宣明五气篇》说:"久视伤血,久卧伤气,久坐伤肉,久立伤骨,久行伤筋,是谓五劳所伤。"《难经·四十九难》也说:"久坐湿地,强力入水则伤肾。"《三元延寿参赞书》载:"毋劳尔形,毋摇尔精,乃可以长生","坐卧处有隙风,急避之,尤不宜体虚年老之人。"对于睡眠,古人认为"少寐乃老年人之大患",主张老人应保证睡眠充足,并提倡有利于健康的"卧如弓"的睡眠姿态。对于房事,古代养生家强调"欲不可纵"、"欲不可强",如《三元延寿参赞书》曰:"恣意极情,不知自惜,虚损生也。譬枯朽之木,遇风所折,将溃之岸,值水先颓。苟能爱惜节情,亦得长寿也。"又云:"强力入房则精耗,精耗则肾伤,肾伤则髓气内枯,腰痛不能俯仰","阴阳之道,精液为宝,谨而守之,后天而老。"《景岳全书·天年论》也告诫说:"好色之人必多淫溺,乐而忘返,安顾身家。"老年人于此尤应节制,切勿放纵,"以欲竭其精,以耗散其真",此养生保健,延年益寿之大忌也。

再者,《素问·上古天真论》还提出"虚邪贼风,避之有时。"这是预防疾病特别是瘟疫的重要举措,老年人抵抗力较弱，更应注意及此。

（3）精神修养

《素问·阴阳应象大论》说："怒伤肝""喜伤心""思伤脾""恐伤肾""忧伤肺"。《举痛论》又说："怒则气上，喜则气缓，悲则气消，恐则气下……惊则气乱……思则气结。"可见情志失调，足以引起人身气机紊乱，戕害脏腑的生理常态而致病。反之，若注意精神修养，使体质不受损伐，就可避免许多疾病的产生，《素问·上古天真论》言"恬惔虚无，真气从之，精神内守，病安从来"，说的就是这个道理。《备急千金要方》专列"养性门"，强调精神修养在预防疾病和延年益寿上的重要性，尝谓："故养性者……于名于利，若存若亡，于非名非利，亦若存若亡，所以没身不殆也"。并指出"善养性者，则治未病之病，是其义也"，且"足以遐年"。《千金翼方·养老大例》更告诫："养老之要，耳无妄听，口无妄言，身无妄动，心无妄念，此皆有益老人也。"嵇康《养生论》说得更为透彻："修性以保神，安心以全身，爱憎不棲于情，忧喜不留于意，泊然无感，而体气和平。"尤其对于老年人来说，更须注意思想情绪的调节，务必保持乐观开朗的心情，使心胸开阔，气机调畅，方能达到心身健康，延年益寿的目的。谚云："笑一笑，十年少；愁一愁，白了头"，良有以也。

（4）体育锻炼

《素问·上古天真论》早就指出："法于阴阳，和于术数。"所谓"和于术数"，即包含体育锻炼等强身健体之法。汉代名医华佗对体育运动有足够的认识，他根据"流水不腐，户枢不蠹"的道理，认为"人体欲得劳动，但不当使极耳。动摇则谷气得消，血脉流通，病不得生。"并模仿虎、鹿、熊、猿、鸟等五种动物生动活泼的姿态，创造"五禽戏"进行积极的锻炼。其弟子吴普按法施行之，"年九十余，耳目聪明，齿牙完坚。"此外，流传在我国民间的太极拳、八段锦等，都是锻炼身体的良好方法。平时应积极参加太极拳、舞剑、跳舞、慢跑、步行等文体活动，这对增强体质，延缓衰老大有益处，但要注意量力而行，毋使过极。

（5）顺应自然

中医在"天人相应"的整体观念指导下，认为自然环境和四时气候的变化与人体息息相关。《素问·四气调神大论》根据春生、夏长、秋收、冬藏的自然规律，提出了"春夏养阳，秋冬养阴"的养生原则，如春三月，应"夜卧早起，广步于庭，被发缓形，以使志生"；夏三月，应"夜卧早起，无厌于日，使志无怒"；秋三月，应"早卧早起，与鸡俱兴，使志安宁"；冬三月，应"早卧晚起，必待日光，使志若伏若匿"。《生气通天论》又说："平旦人气生，日中而阳气隆，日西而阳气已虚，气门乃闭，是故暮而收拒，无扰筋骨，无见雾露，反此三时，形乃困薄。"这些都提示人们在起居作息以及精神思维活动上，均应随时适应四时气候和外界环境的变化。如果违背这一养生原则，就会损害体质，甚至产生疾病而危及生命，所以《四时调神大论》又有"阴阳四时者，万物之终始也，死生之本也，逆之则灾害生，从之则苛疾不起"的告诫。人们应从居处、作息、情绪和衣着等方面，适应自然环境和四时气候的变化，以求却病延年。

（6）药物调养

药物调养，即是借助药物的作用以达到抗老防衰、延年益寿的目的，如民间流行的"冬令进补"就是典型的方法之一。药物如何养生？一般来说，乃根据上述引起衰老的原因，针对性地投剂遣药，方药剂型包括汤、丸、散、膏、丹和药膳等，以膏剂最为常用。查考古代文献，以补肾资养先天的主要方剂有金匮肾气丸、人参固本丸、八仙长寿丸、七宝美髯丹、六味地黄丸、延年不老散、右归丸、左归丸、龟鹿二仙膏等，这类方药，尤适合阴虚体质或阳虚体质的人群；以健脾资养后天的有四君子汤、补中益气汤、参苓白术散、白术酒、茯苓丹、资生健脾膏、健脾阳和膏、参术调元膏等，这类方药尤适合于"气虚体质"的人群；更有脾肾双补、两天俱调的两仪膏、补精膏、还少丹、琼玉膏等。如前所述，"郁滞"也是引起衰老的重要原因，因此在抗老防衰上应重视解郁通滞，元代《瑞竹堂经验方》就载有"刷牙药"，仅用香附、大黄二味，每日刷牙，掠髭鬓，功能乌须黑发、养老延年。国内有专家介绍大黄是通腑泄浊，延年益寿的良药；日本亦有人认为防风通圣散是养生延寿的妙方。凡此，均立足于解郁通滞，调达气血，对"气郁体质""血瘀体质""痰湿体质"的人群，颇为适合。有鉴于此，笔者认为越鞠丸、六郁汤、丹参饮等方在抗老防衰上有广阔的应用前景，值得高度重视。这里有必要指出的是，由于衰老的原因往往虚实兼夹，即脏腑元真之虚与气、血、痰、湿、食、热等郁滞相互为之，因此在补益方药运用上须讲究

"通补"，不能一味"守补"，试观不少补益寿老之剂，如《御药院方》延龄丹，即在大队滋补药中配以金铃子、檀香、没药、木香、青皮等味，寓通于补，动静结合；又如《医学摘粹》资生丸，于一派健脾补益药中佐以神曲、山楂、白豆蔻等味，寄消于补，开阖兼顾，庶几无壅滞呆胃之弊。清代医家王孟英对此尤有体会，尝谓："一味蛮补，愈阂气机，重者即危，轻者成锢。""愈阂气机"是吃紧句，即是说滥用滋补之剂会使人身气机愈加阻塞，有害无益，治病如斯，养老亦不例外。要之，进补抑或通滞，当根据不同体质和衰老原因，因人而施。

笔者认为，药物调养与"冬令进补"关系十分密切，关键是"冬令进补"应"因人制宜"，即根据不同体质的人，施以不同的补剂。如阳虚体质的人宜投温补之剂而慎用铁皮石斛、龟鳖丸之类；阴虚体质的人宜用滋阴之品而慎用桂圆、鹿角之类等。只有这样才符合"辨体施治"的原则，收到强身健体、延年益寿的效果。

在谈到药物调养方法时，不能不提及药膳在养生延寿上的应用。《备急千金要方》《千金翼方》《太平圣惠方》《寿亲养老新书》等书有大量药膳记载，种类包括羹、粥、酒、糕、饼等，其中有关养生寿老的不胜枚举，不少药膳现代仍广为采用。

当然，中医抗老防衰、延年益寿的对策多种多样，除上述所提及的外，还有许多特色方法，如针灸方面，艾灸足三里是养生保健的一种妙法，谚云："要想身体安，三里常不干"；

按摩方面，擦涌泉穴不失为增强体质，却病延年行之有效的方法；其它如吐纳导引、叩齿、栉发、咽津、提肛、药浴、足浴等，都是我国自主创新的养生保健、抗老防衰的方法，至今沿用不衰，收效显著。

3. 去伪存真，更好地为现实服务

我国已迈入老龄化社会，如何提高老年人群的生命质量，使他们健康长寿，安度晚年，这是摆在我们面前的重要任务。学习和借鉴中医的衰老学说，应用其抗老防衰、延年益寿的对策，无疑具有重大的现实意义。健康长寿决非一朝一夕所能办到，须从幼做起，甚至在胚胎期其母就应考虑及此，中医"胎教"就包含这方面的内容。但根据实际情况，笔者认为重点应放在亚健康和中老年人群方面。这是因为，随着现代社会生活节奏的加快，竞争愈趋激烈，工作和精神压力增大和饮食结构改变等原因，"亚健康"在人群中占有相当的比例。所谓"亚健康"，是指介于健康和疾病之间的中间状态，被人称之为"第三状态"，这类人群，大多属偏颇体质。如何增强其体质，调整机体潜在的不平衡状态，将疾病消灭于未萌或萌芽之时，最大程度地预防或减轻病理性衰老，确实显得尤为必要；中年人群大多是社会的骨干，家庭的栋梁，精神和工作的压力很大，常心身交疲，容易引起早衰。《景岳全书·中兴论》主张人到中年尤应加倍调摄，使体质"中兴"，尝谓："人于中年左右，当大为修理一番，则再振根基，尚余强半"；老年人群体质下降比较明显，易罹患高脂血症、糖尿病和高血压、动脉

硬化、冠心病等疾病，往往生理性衰老和病理性衰老兼而有之，他们对健康长寿的企盼尤为迫切。因此，做好上述三类人群的养生保健工作，对于提高人口素质，增长人均寿命，显然有积极的作用。

毋庸讳言，中医的衰老学说及其抗老防衰、延年益寿的方法，由于历史条件的限制，难免存在着不足之处，如在养生具体方法上，古代文献有关精神修养方面的内容，常掺杂着超脱现实的消极思想和举措；晋唐时期士大夫阶层为求"长生不老"，热衷于服食金石类方药，危害非浅；还有辟谷术所造成的流弊，亦属不少；房中术未免带有一些淫秽色彩；此外，古医籍中所载"金液还丹""真人九年炼丹诀"等，神秘莫测，如读天书，已坠入玄学的泥坑。因此，今天我们应本着"取其精华，去其糟粕""去伪存真，去粗取精"的原则，有分析有批判地加以传承，并在实践中不断推陈出新，发扬光大，为人类的养生保健、抗老防衰事业作出更大的贡献。

三、积极开展体质与延年益寿的研究，努力攀登生命科学高峰

抗老防衰、延年益寿是当今社会的热门话题，世界上不少国家对此进行了深入的研究，并取得了一些重大成果。2009年度诺贝尔生理学和医学奖授予"发现端粒酶如何保护染色体"的三位美国科学家，他们的研究成果对于人类攻克癌症和延长寿命有着重要的意义。近年又有报道美国科学家的一项研究显示，一种特定的基因与寿命、免疫力和抵抗力有密切关

系，这项发现被认为将有利于科学家了解一些决定衰老的机理，以期揭开人类衰老的奥秘，以研发出药物，帮助人类在延长寿命的同时保持健康。2015年4月，英国有媒体报道了一位英国科学家预言人能活150岁，该科学家说："二三年后，在现有的能让人类保持更年轻和更健康的药物的基础上，我们将找到有效的药理学方法，让我们更长寿，在人类焕发青春的药物和基因疗法方面会有进步。"也有报道说，美国有的技术大亨和企业家热衷于投巨资研发"长寿"的方法。举凡这些，充分说明世人对"延年益寿"的殷切期盼和研究上的高度重视。

中医学是我国原创的一种医学，其中体质学说和衰老学说有它固有的特色，优势明显，其养生保健的方法，堪称琳琅满目，尤其是前文所述的延年益寿的方药，更是异彩纷呈。笔者有理由认为，借助于现代免疫学、基因学说、药理学等先进的科学知识和方法，对中医延年益寿的方药进行多学科的联合攻关，开发出"永葆青春"的良方妙药不是没有可能的。这项高、精、尖的研究，应放到体质学说研究的重要位置上，如能作出成果，无疑是对生命科学的极大贡献。建议有条件的单位，特别是实力雄厚的北京中医药大学中医体质研究中心，率先开展这方面的研究，为全国作出榜样，力争取得突破性的成果。"世上无难事，只要肯登攀"，人类在攀登生命科学高峰上，一定会实现延年益寿的梦想，对此我们应充满信心。

体质学说发展论

近三十余年来，在全国中医界同仁的共同努力下，中医体质学说的研究取得了显著进展，形势喜人。但也应看到，体质学说内涵深刻，要真正搞深搞透它，充分发挥其应用价值，并不是轻而易举的事，还需要走很长的路，我们应在既往取得成绩的基础上，再接再厉，勇于开拓创新，努力促进中医体质学说的提高和发展。

一、发掘和传承，是体质学说发展的前提和基础

"中国医药学是一个伟大宝库，应当努力发掘，加以提高"。就体质学说而言，古代中医文献记述甚丰，异彩纷呈。众所周知，任何重大科学成就都是在继承前人已取得的各方面成果的基础上发展起来的。研究综合前人有关成果，分析其已达到的水平及其存在的问题，是近代自然科学研究的重要手段之一，中医学自不例外。如《内经》中有关阴阳二十五人、阴阳五态之人、勇与怯、刚与柔、形志苦乐、肥与瘦和地区方域差异等体质分类方法，涉及到形体状态、性格特征和生活环

境等诸多方面的条件和因素，为我们今天体质类型的划分，提供了有益的文献依据和参考价值。后世医家秉承经旨，并作了很大发挥，如《伤寒论》就有"汗家""亡血家"忌汗，"酒客"不可用桂枝汤等告诫。元代朱丹溪，明代张景岳和清代叶天士、章虚谷等贡献尤为突出。以章虚谷为例，他将体质划分为阳旺阴虚、阴阳俱盛、阴盛阳虚、阴阳两弱四种类型，并强调"治病之要，首当察人体质之阴阳强弱……假如形瘦色苍，中气足而脉多弦，目有精彩，饮食不多，却能任劳，此阳旺阴虚之质也。每病多火，须用滋阴清火"。章氏还对体质与病邪从化问题作了精辟论述，尝云："六气之邪，有阴阳不同，其伤人也，又随人身阴阳强弱变化而为病。"这种"病之阴阳，因人而变"，"邪气因人而化"的观点，是中医发病学和病理学极为重视的，章氏于此所作的论述，对临床启发多多。如同是感受湿邪，阳热之体得之，则湿从阳化热，而为"湿热"；阴寒之体得之，则从阴化寒，而为"寒湿"。同样感受燥邪，阳热之体得之，则燥从热化而为"温燥"；阴寒之体得之，则燥从寒化而为"凉燥"等。章氏"邪气因人而化"的观点，信不我欺。这里尤其值得一提的是，在古代医家医案如《临证指南医案》《王孟英医案》《柳选四家医案》等书中，有关辨体论治的案例，可谓比比皆是，俯拾即得。此外，有关体质的辨识方法和指标，古代文献记载亦颇丰富，以脉象为例，历代医家对年龄、性别、先天禀赋、形体状态、情性刚柔、地区方域等因素而形成不同体质的脉象，均作了不少记述，《脉确》概括说："人之禀质，各有不同，而脉应之。如血气盛则脉盛，血气衰则脉衰，血气热则脉数，血气微则脉弱，血气平则脉和。"举凡这些，充分说明古医籍中蕴藏着大量有关体质的理论，很值得我们努力发掘与整理，这无疑是发展中医体质学说的前提和基础，否则犹如无源之水，无根之木，创新就成为一句空活。

毋庸讳言，由于历史条件的限制，古人关于体质的论述尚存在着一些问题和不足之处。如对于体质的分类，似嫌繁多，尤其是各种体质类型的辨识方法，尚停留在宏观的水平上，文句描述难以理解，诸如"佗佗然""遗遗然""格格然""坎坎然""支支颐颐然"等形容和比喻之辞，今人很难读通读懂，掌握起来殊非易易。基于此，我们务必对古代的体质分类加以改进和提高。现代各家的分类方法虽各有不同，但总的来看，分类依据比较合理，辨识方法较易掌握，其中王琦教授提出的九分法（平和质、阴虚质、阳虚质、气虚质、血瘀质、痰湿质、湿热质、气郁质和特禀质），为众多人所接受，且应用较广，这不能不说是体质分类上的一大进步。

总之，我们应本着"继承不泥古，创新不离宗"的精神，对古代有关体质学说的文献进行深入发掘、整理和研究，必将促使中医体质学说的传承和发展。

二、为临床服务，与"治未病"紧密挂钩，是体质学说发展的必由之路

国外特别是西方国家也有体质（气质）分类的理论和方法，诸如古希腊希波克拉底的体液分类法、德国克瑞希麦的体型分类

法、德国康德根据血液质量不同的分类法、前苏联巴夫洛夫的神经类型分类法，以及血型分类法等，他们与中医体质学说的最大不同应该说是在临床实践的联系上。中医体质学说来源于临床实践，反过来也直接指导临床实践，因此千百年来得以充满生命力，保持长盛不衰；而西方国家的体质（气质）理论，未能坚持与临床紧密挂钩，即是说它不像中医体质学说那样直接与发病学、病理学、治疗学和预防医学结合起来，并在实践中不断提高和发展，于是逐渐被人们淡忘，甚至面临淘汰的境地。

今天我们研究体质学说，务必要坚持为临床服务的正确方向，特别应该与当前广泛开展的"治未病"理论与临床研究紧密结合起来。笔者认为，"治未病"的核心内容是"未病先防"，诚然偏颇体质不能与疾病划等号，但大多存在着潜在的病理变化或已有隐匿的病症。从预防医学角度来说，应对异常体质及早予以干预，使之向正常体质转化，以防疾病的发生，这无疑是"治未病"的重要内容之一。我们理应把体质学说与临床实践，尤其是"治未病"紧密结合，这才是体质学说发展的正确道路。

三、完善体质分类，规范辨识方法，是发展体质学说的重要举措

体质类型的划分，是中医体质学说研究的主要任务之一。如前所述，目前国内大多采用王琦教授的九分法，但这种分类方法还不能说是尽善尽美，完满无缺的，有待进一步提高和完善，例如如何探索心身结合的分类方法，特别是规范不同体质

类型，力求寻找定性定量的客观指标，更是当务之急。当然这不是一件轻而易举的事，但并非绝对不能办到，如对痰湿型体质，有些较特异的生理生化指标，已见诸报道。今后应在这方面多下功夫，制订出更科学、更先进、更规范的体质分类方法，以切合临床实际，这是一个富有意义的课题，值得高度重视。

四、开展人群体质调查，明确重点调治对象，是体质学说发展的重要环节

在中医体质研究中，各地广泛开展人群体质调查，有些单位还深入社区，实施这项工作，取得了显著成绩。笔者认为，当前应通过体质调查，明确重点调治对象，对疾病的防治，更有重要作用。如浙江大学医学院等单位对杭州城市居民健康状态与中医体质开展调查研究，发现城市居民的体质分布中，平和质占一半左右（52.6%），而偏颇质亦占一半左右（47.4%）。又发现在亚健康人群中，平和质比率为35.3%，低于普通人群的52.6%，以偏颇质人群为主，其中气虚质、阴虚质、痰湿质、阳虚质为主要类型。该结果说明亚健康状态的人群与体质偏颇存在相关性。因此，作者认为针对体质偏颇进行干预会对改善亚健康起到促进作用。个人认为，当前异常体质的调治，重点应放在亚健康人群。所谓"亚健康"，是指介于健康与疾病之间的中间状态，被人称之为"第三状态"。这类人群，体质状态一般较差，很易罹患疾病，甚至危重病证，确是"治未病"的重点对象，上述人群体质调查结果，也为此提供了佐证，应引起足够的重视。

五、辨证论治与辨体论治结合，丰富中医诊疗体系
是体质学说发展的重要目标

首先要界定"辨证"与"辨体"的概念，前者着眼点在"证"，后者着眼点在"体"。所谓"证"，从中医的实际运用上去考察，"证"概括了发病各方面的条件和因素，确立了疾病的部位、性质，揭示了发病机制，发病趋势，并提示了治疗方向等。可见"证"是多种内容的综合，具有高度的概括性，它是论治的基础。所谓"体"，当然指体质而言，说得具体些，就是指患者平素的体质类型，这与论治也有重要关系，中医常说的"因人制宜"，即寓此意。当然"证"与"体"有着密切的关联，"体"在"证"的形成中，常起着主导作用。如前述秋季同感受了燥邪，有的人发为"凉燥"证，有的人则出现"温燥"证，究其原因，主要是体质不同引起。吴又可《温疫论》说得好："传变不常，皆因人而使"，即是指同一疫病，由于患病机体的体质各别，决定了疫邪传变过程中出现了不同的"证"。由此可见，临床"辨证"应与"辨体"紧密结合，这样才能作出全面、正确的诊断，治疗就会有的放矢。明确提出"辨体论治"，显然丰富了中医诊疗体系的内容，对于提高临床疗效，有着重要的指导作用。

六、运用现代科学知识和方法，揭示中医体质的实质
是体质学说发展的重要内容

北京中医药大学体质研究团队，在这方面做了大量卓有成

效的工作，取得了重大科研成果。如对 432 例痰湿（肥胖）体质以现代科学技术方法为手段，采用多指标、多层次的系统研究，通过 11 项生理生化指标的检测，证实了痰湿体质在脂代谢、糖代谢、微循环、血液流变和遗传基因抗原分布方面具有的特征，从而把体质的基础研究从细胞水平提高到了分子水平。再如对阴虚体质的外周血基因表达谱进行研究，发现阴虚体质者炎症相关细胞因子基因表达上调，发生炎症反应较平和体质者为多，这可能与阴虚者"内热"的诸多表现（如手脚心发热、身体、脸上发热、手脚心出汗、面部两颧潮红或偏红、口干咽燥、眼睛干涩等）密切相关。另一方面，阴虚质者存在参与蛋白质、糖脂、三酰基甘油、泛酸和辅酶 A、聚糖结构、二萜类化合物、氨酰转移核糖核酸生物合成的基因表达上调，以及参与胆汁酸、白细胞三烯、花生四烯酸、烟酸盐和烟酰胺、脂肪酸、精氨酸和脯氨酸代谢的基因表达上调，说明阴虚质者的生物合成与代谢功能有增强的趋势。又阴虚质者的部分与转录、翻译相关的基因表达下调，提示了阴虚质在遗传信息传递方面的能力可能呈现下降状态；而部分与生长发育相关的基因表达下调，以及与金属肽酶、三磷腺苷酶、糜蛋白酶、连接酶、鸟苷三磷酸酶活性相关的基因表达下调，又揭示了阴虚质者可能有生长发育下降趋势。这些成果，不仅充实了体质辨识的客观指标，也在一定程度上揭示了该类体质的实质，意义重大。

附　中医体质9种基本类型与特征

（摘自中华中医药学会发布的《中医体质分类与判定》）

1　平和质（A型）

1.1　总体特征：阴阳气血调和，以体态适中、面色红润、精力充沛等为主要特征。

1.2　形体特征：体形匀称健壮。

1.3　常见表现：面色、肤色润泽，头发稠密有光泽，目光有神，鼻色明润，嗅觉通利，唇色红润，不易疲劳，精力充沛，耐受寒热，睡眠良好，胃纳佳，二便正常，舌色淡红，苔薄白，脉和缓有力。

1.4　心理特征：性格随和开朗。

1.5　发病倾向：平素患病较少。

1.6　对外界环境适应能力：对自然环境和社会环境适应能力较强。

辨识与调节方法：正常的体质。调节：饮食有节制，不要常吃过冷过热或不干净的食物，粗细粮食要合理搭配。

2 气虚质（B型）

2.1 总体特征：元气不足，以疲乏、气短、自汗等气虚表现为主要特征。

2.2 形体特征：肌肉松软不实。

2.3 常见表现：平素语音低弱，气短懒言，容易疲乏，精神不振，易出汗，舌淡红，舌边有齿痕，脉弱。

2.4 心理特征：性格内向，不喜冒险。

2.5 发病倾向：易患感冒、内脏下垂等病；病后康复缓慢。

2.6 对外界环境适应能力：不耐受风、寒、暑、湿邪。

辨识与调节方法：肌肉松软，声音低，易出汗，易累，易感冒。调节：多食用具有益气健脾作用的食物，如黄豆、白扁豆、鸡肉等。少食空心菜、生萝卜等。

3 阳虚质（C型）

3.1 总体特征：阳气不足，以畏寒怕冷、手足不温等虚寒表现为主要特征。

3.2 形体特征：肌肉松软不实。

3.3 常见表现：平素畏冷，手足不温，喜热饮食，精神不振，舌淡胖嫩，脉沉迟。

3.4 心理特征：性格多沉静、内向。

3.5 发病倾向：易患痰饮、肿胀、泄泻等病；感邪易从寒化。

3.6 对外界环境适应能力：耐夏不耐冬；易感风、寒、湿邪。

辨识与调节方法：肌肉不健壮，常常感到手脚发凉，衣服比别人穿得多，夏天不喜欢吹空调，喜欢安静，性格多沉静、内向。调节：平时可多食牛肉、羊肉等温阳之品，少食梨、西瓜、荸荠等生冷寒凉食物，少饮绿茶。

4 阴虚质（D型）

4.1 总体特征：阴液亏少，以口燥咽干、手足心热等虚热表现为主要特征。

4.2 形体特征：体形偏瘦。

4.3 常见表现：手足心热，口燥咽干，鼻微干，喜冷饮，大便干燥，舌红少津，脉细数。

4.4 心理特征：性情急躁，外向好动，活泼。

4.5 发病倾向：易患虚劳、失精、不寐等病；感邪易从热化。

4.6 对外界环境适应能力：耐冬不耐夏；不耐受暑、热、燥邪。

辨识与调节方法：体形多瘦长，不耐暑热，常感到眼睛干涩，口干咽燥，总想喝水，皮肤干燥，经常大便干结，容易失眠。调节：多食瘦猪肉、鸭肉、绿豆、冬瓜等甘凉滋润之品，少食羊肉、韭菜、辣椒、葵花子等性温燥烈之品。适合太极拳、太极剑、气功等项目。

5 痰湿质（E型）

5.1 总体特征：痰湿凝聚，以形体肥胖、腹部肥满、口黏苔腻等痰湿表现为主要特征。

5.2 形体特征：体形肥胖，腹部肥满松软。

5.3 常见表现：面部皮肤油脂较多，多汗且黏，胸闷，痰多，口黏腻或甜，喜食肥甘甜黏，苔腻，脉滑。

5.4 心理特征：性格偏温和、稳重，多善于忍耐。

5.5 发病倾向：易患消渴、中风、胸痹等病。

5.6 对外界环境适应能力：对梅雨季节及湿重环境适应能力差。

辨识与调节方法：体形肥胖，腹部肥满而松软。易出汗，且多黏腻。经常感觉脸上有一层油。调节：饮食应以清淡为主，可多食冬瓜等。因体形肥胖，易于困倦，故应根据自己的具体情况循序渐进，长期坚持运动锻炼

6 湿热质（F型）

6.1 总体特征：湿热内蕴，以面垢油光、口苦、苔黄腻等湿热表现为主要特征。

6.2 形体特征：形体中等或偏瘦。

6.3 常见表现：面垢油光，易生痤疮，口苦口干，身重困倦，大便黏滞不畅或燥结，小便短黄，男性易阴囊潮湿，女性易带下增多，舌质偏红，苔黄腻，脉滑数。

6.4 心理特征：容易心烦急躁。

6.5 发病倾向：易患疮疖、黄疸、热淋等病。

6.6 对外界环境适应能力：对夏末秋初湿热气候，湿重或气温偏高环境较难适应。

辨识与调节方法：面部和鼻尖总是油光发亮，脸上易生粉刺，皮肤易瘙痒。常感到口苦、口臭，脾气较急躁。调节：饮食以清淡为主，可多食赤小豆、绿豆、芹菜、黄瓜、藕等甘寒的食物。适合中长跑、游泳、爬山、各种球类、武术等。

7　血瘀质（G型）

7.1　**总体特征**：血行不畅，以肤色晦暗、舌质紫黯等血瘀表现为主要特征。

7.2　**形体特征**：胖瘦均见。

7.3　**常见表现**：肤色晦暗，色素沉着，容易出现瘀斑，口唇黯淡，舌黯或有瘀点，舌下络脉紫黯或增粗，脉涩。

7.4　**心理特征**：易烦，健忘。

7.5　**发病倾向**：易患癥瘕及痛证、血证等。

7.6　**对外界环境适应能力**：不耐受寒邪。

辨识与调节方法：皮肤较粗糙，眼睛里的红丝很多，牙龈易出血。调节：多食山楂、醋、玫瑰花等，少食肥肉等滋腻之品。可参加各种舞蹈、步行健身法、徒手健身操等。

8　气郁质（H型）

8.1　**总体特征**：气机郁滞，以神情抑郁、忧虑脆弱等气郁表现为主要特征。

8.2　**形体特征**：形体瘦者为多。

8.3　**常见表现**：神情抑郁，情感脆弱，烦闷不乐，舌淡红，苔薄白，脉弦。

8.4　**心理特征**：性格内向不稳定、敏感多虑。

8.5 发病倾向：易患脏躁、梅核气、百合病及郁证等。

8.6 对外界环境适应能力：对精神刺激适应能力较差；不适应阴雨天气。

辨识与调节方法：体形偏瘦，常感到闷闷不乐、情绪低沉，常有胸闷，经常无缘无故地叹气，易失眠。调节：多食黄花菜、海带、山楂、玫瑰花等具有行气、解郁、消食、醒神作用的食物。气郁体质的人不要总待在家里，要多参加群众性的体育运动项目。

9 特禀质（Ⅰ型）

9.1 总体特征：先天失常，以生理缺陷、过敏反应等为主要特征。

9.2 形体特征：过敏体质者一般无特殊；先天禀赋异常者或有畸形，或有生理缺陷。

9.3 常见表现：过敏体质者常见哮喘、风团、咽痒、鼻塞、喷嚏等；患遗传性疾病者有垂直遗传、先天性、家族性特征；患胎传性疾病者具有母体影响胎儿个体生长发育及相关疾病特征。

9.4 心理特征：随禀质不同情况各异。

9.5 发病倾向：过敏体质者易患哮喘、荨麻疹、花粉症及药物过敏等；遗传疾病如血友病、先天愚型等；胎传疾病如五迟（立迟、行迟、发迟、齿迟和语迟）、五软（头软、项软、手足软、肌肉软、口软）、解颅、胎惊、胎痫等。

9.6 对外界环境适应能力：适应能力差，如过敏体质者对易致敏季节适应能力差，易引发宿疾。

　　辨识与调节方法：这是一类体质特殊的人群。其中过敏体质的人易对药物、食物、气味、花粉、季节过敏。调节：多食益气固表的食物，少食荞麦（含致敏物质荞麦荧光素）、蚕豆等。居室宜通风良好。保持室内清洁，被褥、床单要经常洗晒，可防止对尘螨过敏。